DE

L'HYSTÉRECTOMIE ABDOMINALE

POUR GROS FIBROMES UTÉRINS

Par le procédé de la ligature élastique perdue. (Procédé d'Olshausen)

PAR

Le Dr Georges DEMANTKÉ

Ancien interne des hôpitaux de Paris
Membre correspondant de la Société anatomique
Médaille de bronze de l'Assistance publique

PARIS

G. STEINHEIL, ÉDITEUR

2, RUE CASIMIR-DELAVIGNE, 2

1897

DE

L'HYSTÉRECTOMIE ABDOMINALE

POUR GROS FIBROMES UTÉRINS

Par le procédé de la ligature perdue. (Procédé d'Olshausen)

IMPRIMERIE LEMALE ET Cie, HAVRE

DE

L'HYSTÉRECTOMIE ABDOMINALE

POUR GROS FIBROMES UTÉRINS

Par le procédé de la ligature élastique perdue. (Procédé d'Olshausen)

PAR

Le Dr Georges DEMANTKÉ

Ancien interne des hôpitaux de Paris
Membre correspondant de la Société anatomique
Médaille de bronze de l'Assistance publique

PARIS

G. STEINHEIL, ÉDITEUR

2, RUE CASIMIR-DELAVIGNE, 2

1897

A MON PRÉSIDENT DE THÈSE

MONSIEUR LE PROFESSEUR BERGER

Professeur de Clinique chirurgicale à l'hôpital de la Pitié,
Membre de l'Académie de médecine,
Chevalier de la Légion d'honneur.

A MONSIEUR LE DOCTEUR BOUILLY

Professeur agrégé à la Faculté de médecine,
Chirurgien de l'hôpital Cochin,
Membre de la Société de chirurgie,
Chevalier de la Légion d'honneur.

Mon cher Maître,

Pendant l'année que j'ai passée près de vous comme interne, j'ai pu apprécier votre enseignement si clair, votre sûreté de diagnostic, votre grande habileté opératoire. Je vous dédie ce modeste travail que vous avez inspiré, et dont vous avez fourni les éléments.

Permettez-moi de remercier aussi en vous le maître excellent, qui dans des circonstances douloureuses a bien voulu venir en aide à

son élève dévoué et reconnaissant.

Je dédie cette thèse à :

M. LE PROFESSEUR MATHIAS DUVAL

Professeur d'histologie à la Faculté de médecine,
Membre de l'Académie de Médecine.

M. LE PROFESSEUR DELORME

Médecin principal de 1re classe,
Membre de l'Académie de médecine.

M. LE DOCTEUR THÉOPHILE ANGER

Chirurgien de l'hôpital Beaujon.
Ancien Président de la Société de chirurgie.

A MES MAÎTRES DANS L'EXTERNAT ET DANS L'INTERNAT

MM. RECLUS, FÉRÉ, TAPRET, BARTH, PERIER, BOUILLY

A MES AUTRES MAÎTRES DANS LES HÔPITAUX

MM. CHASLIN, LESAGE, FLORAND, GALLIARD, MOIZARD, BROCQ, DEMELIN, RIEFFEL, POTHERAT, ROCHARD, LEJARS, WALTHER

En dehors de l'enseignement des hôpitaux, j'ai trouvé le meilleur accueil auprès de :

MM. LES Drs PARINAUD ET MORAX, LE BEC, REDARD, CUVILLIER

Je les prie d'agréer mes sentiments de profonde gratitude.

DE L'HYSTÉRECTOMIE ABDOMINALE
POUR GROS FIBROMES UTÉRINS

Par le procédé de la ligature élastique perdue. (Procédé d'Olshausen)

INTRODUCTION

Pendant notre quatrième année d'internat passée dans le service de gynécologie chirurgicale de notre maître, M. le Dr Bouilly, à l'hôpital Cochin, nous avons été frappé des bons résultats donnés par une méthode ancienne de traitement opératoire des fibromes utérins, par le procédé du pédicule interne avec ligature élastique perdue, dit procédé d'Olshausen. Nous avons vu appliquer cette méthode une vingtaine de fois, tant à l'hôpital qu'en ville, et nous avons été témoin des bons effets qu'elle donnait dans les cas de gros fibromes, non susceptibles de la voie vaginale. Sa rapidité d'exécution et ses différents temps, aussi méthodiquement réglés qu'une amputation de jambe, par exemple, permettent de l'employer, comme nous le verrons au cours de nos observations, chez des femmes cachectiques, anémiées au plus haut degré, qui certainement ne pourraient faire les frais d'autres interventions, peut-être plus radicales, mais plus incertaines comme résultats.

A une époque où les chirurgiens tendent à adopter pour le traitement chirurgical des gros fibromes l'hystérectomie abdominale totale, il paraîtra suranné et peut-être même rétrograde de vouloir défendre dans une thèse inaugurale un procédé conservant encore le col utérin. Mais nous n'avons nullement l'intention de plaider ici la supériorité de l'hystérectomie abdominale à pédicule interne, sur l'hystérectomie abdominale totale, ni même d'établir entre ces deux méthodes une comparaison; il est en effet de toute évidence que cette dernière est plus idéale, mais nous pensons qu'en chirurgie, et surtout dans le traitement des gros fibromes utérins, l'idéal doit souvent céder le pas à l'utile.

Notre but est plus modeste. Nous montrerons seulement quels bons résultats peut donner une méthode simple et rapide, bien appliquée à des cas nettement déterminés; et nous verrons que ses résultats, pour être inférieurs à certaines statistiques d'hystérectomie abdominale totale, n'en sont pas moins encourageants, surtout si l'on songe qu'ils proviennent de la pratique d'un même opérateur, et cela pendant une période de six années consécutives.

Notre cher maître, M. le Dr Bouilly, a bien voulu rédiger en partie pour nous, et nous communiquer les observations recueillies dans sa pratique de 1891 à 1897. Pendant cette longue période, qui dans l'histoire des fibromes utérins, peut s'appeler une période de transition, la pratique de notre maître n'a pas varié. Après avoir été l'un des premiers, en France, à appliquer l'hystérectomie abdomino-vaginale au traitement des gros fibromes, c'est-à-dire à être l'un des précurseurs de l'hystérectomie abdominale totale, il a depuis 1891 employé pour ces tumeurs l'hystérectomie abdominale supra-vaginale avec ligature élastique perdue, connue sous le nom de méthode d'Olshausen, réservant pour les fibromes petits et moyens l'hystérectomie vaginale, à moins de contre-indications que nous étudierons au cours de notre travail.

Comme beaucoup de procédés à pédicule interne, cette méthode a été abandonnée par la majorité des opérateurs, et par son inventeur lui-même; cependant elle ne mérite pas le discrédit dans lequel elle est tombée. Par l'étude de nos observations, nous essayerons de faire justice des reproches qui ont contribué à la faire abandonner, griefs qui disparaissent en partie devant les progrès de l'antisepsie et de l'asepsie, et devant le perfectionnement de sa technique.

CHAPITRE PREMIER

L'histoire du traitement chirurgical des fibromes utérins peut se diviser en trois périodes. La première correspond au traitement externe du pédicule et commence en 1863. A cette période se rattachent les noms de Kœberlé et de Péan, et plus tard ceux de Hegar et Kaltenbach.

Nous n'entreprendrons pas de faire l'historique détaillé de cette méthode qui a rendu et peut rendre encore de grands services dans certains cas. Beaucoup de chirurgiens la pratiquaient jusque dans ces derniers temps, et la préféraient à l'hystérectomie à pédicule interne. Dans une thèse récente (1897) inspirée par M. le Dr Routier, notre ami Diriart (1) dit en effet que ce n'est que depuis le commencement de 1895 que son maître a été amené à faire l'ablation totale des fibromes, car jusqu'à cette époque, très partisan de l'hystérectomie vaginale, il s'en tenait, par la voie abdominale, à la castration bilatérale ou opération de Battey, à l'hystérectomie abdominale partielle avec pédicule externe, et à l'hystérectomie abdominale partielle, suivie d'hystérectomie vaginale.

Pendant notre année d'internat à l'hôpital Cochin nous n'avons pas vu une seule fois faire de pédicule externe ; cependant nous relatons, dans notre chapitre des Observations, un fait d'hystérectomie partielle à pédicule externe (obs. 13). C'est l'histoire d'une malade dont l'opération, faite en octobre 1893, fut extrêmement laborieuse, par suite de la présence d'annexes malades, d'adhérences du fibrome aux organes voisins et en particulier à

(1) R. DIRIART. *Traitement des fibromes utérins par l'hystérectomie abdominale totale.* Thèse de Paris, 1897. Technique de M. le Dr Routier, 1895-1896, p. 6.

la vessie, et où l'on fut forcé de fixer le pédicule à la paroi.

L'hystérectomie à pédicule externe doit, en somme, être considérée comme une opération de nécessité, et n'être employée que dans des cas tout à fait exceptionnels.

La deuxième période de l'histoire du traitement abdominal des fibromes commence bien loin après la première, avec le traitement intra-péritonéal du pédicule. C'est Kleeberg d'Odessa qui, en employant la ligature élastique en 1877, marque une étape importante dans l'histoire de l'extirpation des fibromes avec abandon du pédicule. Mais, comme le dit Mangiagalli, dans son rapport au Congrès de Rome, en 1894, c'est Schrœder qui établit sur des bases scientifiques et techniques la méthode intrapéritonéale, dans la communication qu'il fit à Cassel, au Congrès des naturalistes et médecins allemands. Nous ne ferons pas l'historique des divers procédés de traitement des fibromes par le pédicule interne. Le nombre en est considérable et chaque opérateur s'est ingénié à modifier tel ou tel procédé, sans s'éloigner beaucoup cependant des méthodes de Schrœder, Zweifel, Sänger, Chrobak, Wölfler-Hacker, D. de Ott, Lauwers, etc.... Nous ne parlons pas maintenant du procédé d'Olshausen, tout à fait différent des précédents, nous en ferons l'histoire plus loin.

Enfin une troisième période s'ouvre depuis quelques années, et a succédé à une période mixte d'hystérectomie vagino-abdominale, ou abdomino-vaginale, c'est celle de l'hystérectomie abdominale totale qui supprime entièrement le pédicule et partant le col. Déjà en 1891, Fritsch (1) (de Breslau) s'est prononcé catégoriquement en faveur de l'opération radicale. « La méthode de l'avenir, ce n'est ni l'extra ni l'intra-péritonéale, mais bien l'extirpation totale. » Il est vrai, dit Martin dans son rapport du Congrès de Rome en 1894, qu'il n'est pas resté absolument fidèle à sa formule, et qu'il ressort de son étude sur les « Gynækologischen Operationen, 1891-1892 », qu'encore, à l'heure actuelle, il

(1) FRITSCH. *Verhandl. des internat. medic. Congr.* in Berlin, 1891, p. 264.

a recours, *suivant les cas*, à la méthode extrapéritonéale ou intrapéritonéale.

A cette méthode de l'avenir, qui est une méthode surtout française, se rattachent dès maintenant les noms de Péan, Doyen, Delagénière, Routier, Ricard, Delbet, Richelot, Terrier, Le Bec, etc.

Cette multiplicité de noms correspond à autant de variétés de procédés; et comme aujourd'hui la tendance générale est de faire l'hystérectomie totale (1), il est permis d'espérer que d'ici peu, grâce aux recherches continues des opérateurs, on sera enfin en possession d'un procédé bien défini devant lequel devront disparaître toutes les méthodes d'hystérectomie partielle.

Au dernier Congrès français de chirurgie, la majorité des chirurgiens ont préconisé l'ablation totale de l'utérus. Cependant l'orateur le plus autorisé, M. le professeur Terrier, exposant les merveilleux résultats que lui avait donnés le procédé de M. Delagénière, du Mans, a fait quelques réserves au sujet de l'hystérectomie abdominale partielle. « J'ai cru devoir faire cette dernière opération, dit-il, lorsque j'ai eu à opérer des vierges, c'est-à-dire, quand je me suis trouvé dans l'impossibilité de compter sur une désinfection complète de la cavité vaginale. Du reste je pense que dans nombre de fibromes on pourrait borner l'intervention chirurgicale à l'ablation complète de la ou des tumeurs fibreuses, et de la portion sus-vaginale du col utérin. C'est là du reste une question sur laquelle je ne puis qu'appeler l'attention en passant, et qui aurait besoin de plus amples développements. »

Dans la même séance, M. Pierre Delbet disait, à propos de sa communication sur l'hystérectomie abdominale totale : « A la vérité, les inconvénients du pédicule utérin ne sont pas aussi considérables qu'on a voulu le dire. Je ne vois pas, pour ma part, un grand inconvénient à ce qu'on laisse dans certains cas la partie inférieure du col. »

(1) BOUILLY. *Manuel de pathologie externe*, t. IV, 5e édition, juin, 1897, p. 433.

Pour terminer cet aperçu sur l'historique général de l'hystérectomie abdominale pour fibromes, nous ne saurions mieux faire que de citer quelques extraits du judicieux rapport de Mangiagalli au Congrès international des sciences médicales de Rome, dans la séance du 5 avril 1894, concernant quelques arguments en faveur de l'hystérectomie partielle à pédicule interne.

« Toute l'histoire de l'hystérectomie pour l'ablation des fibromes, dit Mangiagalli, témoigne de l'effort continu que l'on a fait pour enlever au pédicule son influence fâcheuse dans le pronostic de cette opération. On fait dépendre la plus ou moins grande mortalité du mode de traitement appliqué au pédicule ; or, plus je me familiarise avec cette opération, plus j'acquiers la conviction que l'on exagère l'importance de ce temps de l'opération, au détriment d'autres facteurs relégués au second plan, et qui néanmoins influent beaucoup sur le pronostic. Assurer l'hémostase et l'asepsie, voilà pour cette opération, comme pour toutes celles où on pratique la laparotomie, les deux conditions principales pour obtenir de bons résultats. *Les statistiques n'ont qu'une valeur relative dans une opération si changeante*, à cause des difficultés techniques que l'on rencontre, puisque d'une opération très simple on passe à des cas très difficiles, non seulement à cause du volume de la tumeur, mais aussi à cause des rapports que les tumeurs peuvent avoir avec les organes abdominaux ou pelviens, comme par exemple pour les fibromes intra-ligamentaires. »

CHAPITRE II

Étude historique du procédé d'Olshausen.

La première application de la ligature élastique dans l'hystérectomie partielle fut faite par Kleeberg (1) d'Odessa en 1877; il réduisit le moignon autour duquel il avait placé des liens élastiques, mais il laissa l'extrémité de ces fils dans la plaie de l'abdomen. Czerny, en 1879, et Kaltenbach firent des opérations analogues, mais c'est Olshausen qui, dans son mémoire de 1881, décrivit complètement la méthode et en vulgarisa l'emploi. Ce procédé d'Olshausen semblait un retour en arrière sur celui de Léopold, mais il avait l'avantage d'être simple et rapide. Rendant définitive la compression produite par le lien élastique appliqué d'une façon temporaire par Kleeberg d'Odessa et Martin de Berlin, Olshausen recommanda le premier l'emploi de la ligature élastique appliquée d'une façon définitive. Elle fut plus tard expérimentée par Sänger en Allemagne, par Martinetti en Italie et en France par Pozzi.

Les expériences de Kasprzik sur les animaux (1882) vinrent à l'appui de cette méthode. L'auteur plaçait dans la cavité abdominale d'un lapin des morceaux de caoutchouc, et put constater l'innocuité de cette manœuvre. Il préconisa alors la ligature élastique de l'utérus, espérant la voir entrer dans le domaine chirurgical.

C'est en présence des inconvénients multiples du procédé de Schrœder, qu'Olshausen proposa de se servir de la ligature

(1) Nous renvoyons pour les renseignements bibliographiques à l'index placé à la fin de cette thèse.

élastique, et d'abandonner le moignon ainsi lié dans le bassin, obtenant alors une hémostase parfaite, et une terminaison rapide de l'opération. Mais Olshausen est loin de recommander la réduction du pédicule avec ligature élastique dans tous les cas; et il croit que le moignon est destiné à se nécroser peu après sous l'influence du lien qui l'enserre. Plus tard, Olshausen recommande d'avoir soin de régulariser la section utérine, d'exciser la muqueuse, de la décoller légèrement, puis de la suturer.

En 1888, Schwartz (in Zweifel) décrit sous le nom de *ligature élastique perdue sous-péritonéale*, une méthode qui consiste à recouvrir la ligature élastique d'une manchette péritonéale taillée dans le pédicule après hémostase provisoire. La même année, Dohrn (*Centr. für Gyn.*) conseille d'employer comme ligature un gros fil en gomme au lieu du drain fin dont se servent les autres opérateurs.

Au deuxième Congrès de la Société allemande de gynécologie, tenu à Halle du 24 au 26 mai 1888, Zweifel (de Leipsick) se prononce contre l'abandon de la ligature élastique dans le ventre, en raison des accidents de nécrose qu'amène la constriction prolongée du moignon, et expose une nouvelle technique. Dans la même séance, Fritsch (de Breslau) déclare que dans ses premières hystérectomies il a suivi la méthode d'Olshausen. Contrairement à ce qu'a vu Zweifel, il n'a jamais obtenu comme conséquence de cette pratique, la mortification du moignon. Olshausen confirme alors l'opinion de Fritsch, que l'abandon dans le ventre de la ligature élastique n'entraîne pas la gangrène du pédicule ; la suppuration est également, d'après lui, un phénomène rare, surtout si l'on a eu soin de désinfecter soigneusement le lien élastique. Cependant il avoue que la nutrition du moignon est atteinte, et c'est pour cette raison qu'il a, depuis son arrivée à Berlin, renoncé à cette pratique.

Cette méthode ainsi abandonnée en Allemagne par son auteur lui-même, continue à être appliquée en France et à donner de bons résultats. Mais elle fut encore mieux connue chez nous à la suite de la communication faite en 1890 par Treub (de Leyden) à la Société obstétricale et gynécologique de Paris. Dans le rapport que fit Terrillon sur cette communication, nous relevons les points particuliers suivants : après avoir décrit très minutieusement les précautions antiseptiques prises avant et au cours de l'opération, Treub nous donne la manière suivant laquelle il stérilise son tube élastique (sonde n° 11 à 13 de Nélaton désinfectée pendant 48 heures dans une solution d'acide phénique au 1/20). Rien de particulier pour ce qui concerne la pédiculisation du col; il coupe l'utérus à un centimètre au-dessus de la ligature, après avoir isolé soigneusement la vessie, et recouvre le moignon d'une mince couche d'iodoforme. Un cas malheureux lui a appris, dit-il, qu'il faut prendre soin d'ôter du petit bassin toutes les anses intestinales qui s'y trouvent. En négligeant cette précaution, on court le risque d'étrangler l'intestin entre les parois du bassin et le moignon de l'utérus. Sur 42 cas il a eu seulement 4 morts, et il termine en disant que ce qui caractérise la méthode, c'est la simplicité, la vitesse et l'antisepsie exacte. Dans la discussion qui suit cette communication, Terrillon déclare préférer le tube creux au fil plein, ce dernier pouvant casser plus facilement que le drain. Il croit que l'élasticité du caoutchouc finit par couper le col, et le tube s'élimine par la cavité cervicale.

En 1890, paraît la thèse de Wirbel, inspirée par Richelot ; de ses conclusions il résulte que le procédé est d'une grande facilité relative dans son manuel opératoire, qu'il est applicable dans presque tous les cas, car si le pédicule est trop large, on peut réduire son volume, et qu'enfin le lien élastique assure d'une façon complète et définitive l'hémostase.

Comme particularités opératoires, Richelot, trouvant la surface de section trop dangereuse, prend la précaution de descendre le grand épiploon vers le petit bassin et de l'étaler sur la tranche utérine pour la séparer de la masse intestinale.

Pour réaliser cette idée d'isoler la tranche utérine du reste de la cavité péritonéale, Boiffin (1891) a emprunté à la technique de Schrœder une disposition très simple. En faisant la section de la tumeur au-dessus du lien élastique, il conserve une manchette de 3 centim. de hauteur, constituée par la séreuse doublée d'une petite couche musculaire. Une fois le moignon complètement façonné, cette manchette est relevée à son extrémité comme au bout d'un moignon d'amputation, et tendue transversalement de manière à former deux bords. Une suture en surjet à points serrés, pratiquée selon la méthode de Lembert, adosse les faces séreuses l'une à l'autre; celles-ci sont bientôt soudées par les adhérences et la cavité utérine se ferme ainsi rapidement.

Dans la thèse de Guilleminot (1893), Richelot abandonne la ligature élastique pour se servir de soie plate, et comprend dans cette ligature le pédicule utérin, les ligaments larges et les ligaments ronds, après application de lien élastique provisoire.

Puis il isole le moignon, de manière à le rendre extra-péritonéal, en suturant le bord libre du lambeau péritonéal antérieur au bord postérieur du moignon, ou à la section du péritoine qui tapisse la face postérieure du pédicule utérin. Le but de cette opération est surtout de fermer le canal cervical comme voie d'infection.

Au Congrès français de chirurgie de 1892, Girard de Grenoble combine la méthode de Schrœder à celle d'Olshausen; il recouvre le lambeau de péritoine, mais conserve la ligature élastique.

Cependant il ne croit pas qu'il soit absolument nécessaire de recouvrir le pédicule d'un manchon péritonéal. Ce capuchon est inutile si l'asepsie est parfaite, et dans le cas contraire, il ne peut offrir qu'une barrière incomplète aux microbes. Si la cavité n'a pas été ouverte, il considère la cautérisation comme inutile et même fâcheuse, car elle gêne l'établissement rapide d'adhérences du voisinage, qui assureront la nutrition du pédicule situé au-dessus de la ligature, dont il faut éviter la nécrobiose trop rapide.

Dans une série de communications, Terrillon donne les résultats de sa pratique, et explique son modus faciendi qui diffère peu de celui d'Olshausen.

Citons encore la communication de Delettrez au Congrès de gynécologie de Bruxelles, 1892.

En terminant cet historique un peu long, nous mentionnerons quelques procédés qui, pour ne pas se rapporter uniquement à notre sujet, peuvent du moins lui être appliqués et servir à l'étude de l'hystérectomie abdominale partielle.

Dans un article intitulé: *De la péritonisation des pédicules intra-abdominaux* (*Archives de Tocologie*, 1894, p. 165), Condamin (de Lyon) décrit une opération qui consiste à laisser après l'ablation des tumeurs abdominales, au niveau des pédicules, une collerette de péritoine qu'on adosse à lui-même. On évite ainsi les adhérences des pédicules à l'intestin, et de ce fait, on se met à l'abri des étranglements ; on évite enfin la transsudation des liquides dans le péritoine.

Chrobak, malgré sa merveilleuse statistique, a abandonné ou plutôt modifié son procédé d'hystérectomie totale; il laisse maintenant une portion du col et tend à revenir à l'amputation supra-vaginale perfectionnée qui lui donne des résultats parfaits.

Enfin, dans ces derniers temps, il s'est trouvé quelques défenseurs de l'hystérectomie partielle. Dans un travail basé sur une série de 50 opérations, Lauwers (de Courtrai) (*Bulletin de l'Académie royale de Belgique*, 1897, n°1) décrit un procédé différant peu de celui de Chrobak que Pozzi, dans la dernière édition de son *Traité de Gynécologie*, range au nombre des méthodes d'ablation totale. Il vante surtout la rapidité de sa méthode, et malgré toutes ses sympathies pour les méthodes idéales, il ne peut abandonner un procédé qui peut se plier aux conditions anatomiques les plus diverses : myômes enclavés, myôme intra-ligamentaires, volumineux fibromes sous-muqueux.

Nous ne saurions passer sous silence un article du Pr Duret (de Lille), paru dans la *Semaine gynécologique* (avril 1897) et intitulé : « L'hystérectomie abdominale totale doit-elle être constamment la méthode de choix dans la cure des fibromes utérins ? »

Duret, appréciant la méthode d'Olshausen, dit : « Il ne paraît pas que les résultats aient été satisfaisants, la présence d'un lien élastique dans la séreuse engendre des complications, soit primitives, soit secondaires, qui découragent. » Tout en répudiant cette méthode spéciale d'hystérectomie partielle, il déclare que l'idéal, encore aujourd'hui, est de réduire l'hystérectomie pour fibromes à la simplicité de l'ovariotomie, et on y arrive par l'hystérectomie à pédicule réduit : rapidité, facilité et sécurité de l'opération, tels sont les avantages de cette méthode.

Il croit qu'on a exagéré les dangers d'infection venant du col, et que le *procès n'a as été suffisamment instruit*, en ce qui concerne les hystérectomies avec pédicule réduit.

CHAPITRE III

Quelques considérations sur les indications opératoires des fibromes utérins.

L'ancienne opinion qui admettait la rétrocession des fibromes utérins au moment de la ménopause, est aujourd'hui abandonnée par la plupart des chirurgiens. Nous avons eu l'occasion d'examiner, à la consultation gynécologique de l'hôpital Cochin, nombre de malades atteintes de tumeurs fibreuses, dont le début coïncidait généralement avec la fin de leur période génitale active. Très souvent ces malades s'apercevaient du développement de leur tumeur quatre, cinq, six ans après leur dernier accouchement. Pendant les années suivantes, ces fibromes sommeillaient, pour ainsi dire, et subissaient au moment de la ménopause de nouvelles poussées aiguës, avec augmentation de volume, douleurs, phénomènes de compression du côté des organes du bassin, hémorrhagies, quelquefois phlébite, en un mot toutes complications que peuvent amener les fibromes en voie d'évolution. Du reste, si nous consultons nos observations, nous voyons que dans la plupart des cas, les malades venaient consulter vers l'âge de 40 à 60 ans.

Partant de ce principe que tout fibrome est susceptible d'augmenter de volume et de subir des dégénérescences multiples, que la régression au moment de la ménopause, considérée comme règle par les anciens auteurs, ne correspond pas à la réalité des faits, on arrive à constater que presque tous les fibromes sont du domaine chirurgical.

Nous ne voulons pas ici discuter la question du traitement

médical des fibromes; nous croyons qu'il doit être seulement réservé aux tumeurs inopérables, et nous verrons plus tard qu'il y a peu de fibromes inopérables; et qu'à moins de complications aussi graves que la phlébite, par exemple, ou l'extrême cachexie de la malade, on est toujours autorisé à proposer l'ablation d'un fibrome. Et même dans le premier des cas, on peut attendre la résolution de la phlébite, et dans le second, à moins de se trouver en face d'une malade moribonde, on peut espérer, par des injections de sérum artificiel pratiquées à hautes doses dans les jours qui précéderont l'opération, se placer dans de meilleures conditions pour tenter la cure opératoire du fibrome. Et c'est précisément l'un des avantages de la méthode que nous préconisons, de pouvoir, grâce à la rapidité de l'opération et à la perte minime de sang qu'elle occasionne, tenter de guérir ces malades anémiées d'une façon extrême, et les faire revivre, si l'on peut ainsi parler. Nous relatons dans nos observations plusieurs cas de malades opérées dans les dernières limites de la cachexie, malades qui n'auraient pu résister au choc d'une opération radicale comme l'hystérectomie abdominale totale, et qui ont guéri à la suite de l'emploi du procédé d'Olshausen.

Dans les cas où le traitement médical sera nécessaire, ce sera surtout un traitement symptomatique et reconstituant, permettant de combattre les hémorrhagies qui sont la plus grande cause de la cachexie des malades.

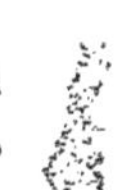

Quant au traitement électrique, nous en connaissons peu les indications. Cette méthode qui à un moment donné, et dans les mains de quelques opérateurs, a paru donner de bons résultats, a surtout bénéficié de l'incertitude où l'on était, il y a quelques années, alors que la plupart des chirurgiens abandonnaient le pédicule externe, et hésitaient dans le choix du meilleur procédé d'hystérectomie partielle à pédicule rentré. Cependant, on peut aujourd'hui discuter son indication dans les cas où le chirurgien se heurte à la pusillanimité des malades redoutant l'opération, ou dans certains cas bien définis de

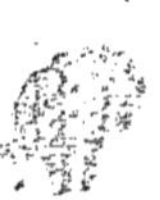

fibromes interstitiels à tendance hémorrhagique. Mais nous pouvons affirmer que, dans beaucoup de faits, les insuccès de ce traitement ont été fréquents ; et nous avons vu des malades qui, après avoir subi de nombreuses séances électrothérapiques, dirigées par des médecins compétents, sont venues finalement trouver le chirurgien, et demander à l'hystérectomie la cure radicale de leur tumeur. La tâche de l'opérateur est alors, dans ces cas, périlleuse ; car une fois le péritoine ouvert, au lieu de trouver un fibrome facilement énucléable de la cavité abdominale, il tombe sur ces tumeurs qui adhèrent partout à la paroi, au petit bassin, à l'intestin, formant quelquefois de véritables symphyses qui rendent toute décortication impossible. Nous avons été témoin d'un cas où il fut impossible de découvrir les annexes et de faire l'opération de Battey, que légitimait la nécessité d'arrêter des hémorrhagies incessantes contre lesquelles le traitement électrique avait été impuissant. Citons encore comme complications amenées quelquefois par ce mode de traitement, les annexites suppurées, uni ou bilatérales, dont l'agent déterminant n'est ni le gonocoque, ni le streptocoque, ni le coli-bacille, mais qui sont souvent la conséquence d'infections secondaires ascendantes venant des excitations répétées et non aseptiques de la muqueuse utérine.

Le traitement chirurgical des fibromes utérins étant le seul vraiment applicable dans la majorité des cas, il nous faut voir maintenant quels sont ceux auxquels convient la voie vaginale, et ceux qui sont du domaine de la voie abdominale.

Éliminons d'abord une catégorie de fibromes, les sous-muqueux, véritables polypes qu'un simple coup de ciseaux ou quelques tours de torsion arrachent de leur point d'implantation. Si ces fibromes sont plus volumineux et siègent sur le fond de l'utérus, attachés par une base trop large pour pouvoir être entraînés ainsi, on peut avoir recours à l'hystérotomie, généralement pratiquée à la face antérieure, et qui permet d'abor franrdechement le pédicule et d'enlever la tumeur. Quelques points de suture refermeront ensuite le muscle utérin.

Dans certains cas de petits fibromes sous-péritonéaux, à long pédicule ou à base étroite, il sera inutile d'avoir recours à l'ablation de l'utérus. La colpotomie postérieure, que notre maître M. le Dr Bouilly emploie depuis longtemps d'une façon méthodique, permettra d'enlever facilement les fibromes siégeant à la face postérieure de l'utérus. La même méthode sera suivie pour les fibromes de la face antérieure, et on ira les attaquer par le cul-de-sac antérieur. Cette voie est, en effet, très recommandable, mais à une condition, c'est que le diagnostic soit fait d'une façon précise.

Elle forme quelquefois le premier temps d'une hystérectomie vaginale, lorsque le diagnostic du siège du fibrome est incertain, et lorsque la malade a été préalablement avertie qu'une ablation complète de l'utérus pouvait être nécessaire. Une pince appliquée sur le pédicule du fibrome sera laissée en place pendant quarante-huit heures, et enlevée au bout de ce temps, comme dans l'hystérectomie vaginale ; cette façon d'opérer est préférable à la ligature du pédicule, souvent impossible à pratiquer à cause de la haute situation du fibrome et du peu de jour que donne la brèche vaginale. Mais, nous le répétons, cette colpotomie est rarement faite de parti pris ; et c'est le plus souvent au cours d'autres interventions que l'on a l'occasion de la pratiquer, par exemple dans les cas d'hématocèle rétro-utérine, ou encore lorsqu'on se propose d'enlever par la voie vaginale de petits kystes de l'ovaire très mobiles, ou des trompes peu adhérentes. Il est évident que si, au cours de ces manœuvres d'exploration, le doigt rencontre des fibromes mobiles, très pédiculés, partant du fond ou des faces de l'utérus, l'opérateur sera autorisé à faire leur ablation par la voie vaginale.

Les interventions dont nous venons de parler sont en somme des opérations rares, et qui nécessitent de la part de l'opérateur une certaine habitude. Au contraire, c'est de l'hystérectomie, soit vaginale, soit abdominale, que dépendent la plupart des fibromes utérins.

Poser ici les indications de la voie vaginale ou de la voie abdominale, serait traiter un chapitre qui a été maintes fois discuté dans des travaux récents. Tel fibrome qui paraît à un chirurgien devoir être enlevé par le vagin à cause de ses dimensions modérées, de sa mobilité, de son abaissement facile, sera considéré par un autre comme du domaine de l'hystérectomie abdominale. Les limites artificielles établies par certains auteurs et généralement fixées à la ligne transversale ombilicale sont purement théoriques. Dans cette détermination de la voie à suivre, il n'y a souvent qu'une question de tempérament chirurgical, et beaucoup d'opérateurs peu familiarisés avec l'hystérectomie vaginale, enlèvent tous les fibromes par la voie abdominale.

Il arrive même souvent qu'une tumeur de moyen volume qui paraissait devoir être facilement enlevée par le vagin, s'abaisse difficilement ; son morcellement est pénible, et finalement l'opérateur termine par la voie abdominale, faisant ainsi une hystérectomie vagino-abdominale, dont les tentatives d'hystérectomie vaginale n'ont été en somr jue le premier temps.

Mais pour un opérateur rompu à l'hystérectomie vaginale, le nombre des fibromes susceptibles de cette voie est grand.

Les contre-indications de cette opération sont rares; et lorsqu'un fibrome a un volume moyen, c'est-à-dire ne dépasse pas l'ombilic, pour en revenir à l'ancienne formule; que ses dimensions latérales ne sont pas trop étendues, qu'il s'abaisse facilement et n'est pas calé dans le petit bassin par la présence de fibromes secondaires sous-péritonéaux ou d'annexes malades et volumineuses, il est rare qu'on n'en vienne pas à bout, sans trop de fatigues, par l'hystérectomie vaginale. Nous sommes convaincu que s'il fallait tenir compte de la préférence des malades, ce qui en somme est bien légitime, la perspective aidant de ne pas avoir de cicatrice abdominale, si parfaite soit-elle, la balance serait bien près de pencher du côté de l'hystérectomie vaginale.

Ayant surtout en vue, dans notre travail, le traitement des

gros fibromes utérins, nous indiquerons rapidement, après les considérations qui précèdent, les indications relatives à l'hystérectomie abdominale par le procédé d'Olshausen.

Nous ne ferons que citer les faits de tumeurs énormes remplissant tout l'abdomen, où la voie abdominale seule est praticable. Quelquefois même elle est impossible, et une fois le ventre ouvert, le chirurgien n'a même pas la ressource de faire l'opération de Battey, c'est-à-dire d'enlever les annexes, celles-ci se trouvant ordinairement cachées derrière le fibrome ; la même cause qui empêche de mobiliser la tumeur rendant difficile la recherche des ovaires. L'opération de Battey, que nous mentionnons seulement, peut rendre dans certains cas de grands services ; dans les formes ménorrhagiques, elle fera disparaître les pertes sanguines et l'anémie consécutive, et pourra enrayer le développement de la tumeur.

Nous n'insisterons pas sur les indications ordinaires de l'hystérectomie abdominale, et qui ne sont discutées par personne : volume de la tumeur, phénomènes de compression, accidents aigus déterminés par le fibrome, occlusion intestinale ; concomitance de lésions annexielles, enclavement de la tumeur, etc. Mais en dehors de ces signes qui constituent des indications générales pour la voie abdominale, il est un symptôme sur lequel notre maître M. Bouilly a souvent attiré notre attention et qui peut faire prévoir si le fibrome sera ou non facilement pédiculisable. Lorsqu'en faisant le palper abdominal, on cherche à introduire le bord cubital de la main entre le pubis et la face antérieure de la tumeur, on arrive souvent, après avoir fortement déprimé la paroi, à sentir à l'union du corps utérin fibromateux et de son col, un véritable sillon, sorte de *coup de hache*, séparant le pubis de la tumeur. Ce sillon, que l'on pourrait appeler *sillon rétro-pubien*, constitue un bon signe en faveur de la pédiculisation facile du col, et nous avons pu constater sa valeur au cours des nombreuses opérations dans lesquelles nous avons eu l'honneur d'aider M. Bouilly. Cependant ce signe du coup de hache n'est pas absolu, et peut se rencontrer dans les cas de fibrome du corps tombé en antéflexion.

Pour terminer ces quelques réflexions sur les indications opératoires des fibromes utérins, nous dirons que l'état avancé d'anémie n'est pas toujours une contre-indication comme le prétendent beaucoup d'auteurs. Nous donnons plus loin quelques observations où les malades ont été opérées dans des conditions très mauvaises d'état général, et qui ont cependant guéri; et cela, à une époque où le chirurgien ne possédait pas encore la ressource précieuse du sérum artificiel. Nous ferons remarquer aussi que si on limite l'hystérectomie abdominale aux cas les plus difficiles, comme ceux que nous citons, il n'y a pas lieu de s'étonner que le pronostic en soit quelquefois mauvais. Les fibromes petits et moyens que nous réservons à l'hystérectomie vaginale donnent par cette opération une mortalité nulle; or, si à l'exemple de beaucoup d'opérateurs on les fait rentrer dans le domaine de l'hystérectomie abdominale, on pourra de cette manière présenter des statistiques presque vierges de mortalité, mais, il faut bien le dire, composées de cas faciles, et par cela même nombreux.

CHAPITRE IV

Étude physiologique du moignon cervical, après ligature élastique.

Dans ses recherches expérimentales, Walthard (1) a cherché à éclaircir la question de la *nutrition du moignon ;* il a montré que par suite de l'anastomose des vaisseaux du col utérin avec les artères vésicales et hémorrhoïdaires, la nutrition défectueuse du col n'est pas à craindre après sa ligature. Si on lie ses artères principales, l'utérus humain conserve, comme chez l'animal, encore un afflux de sang grâce aux larges anastomoses des vaisseaux cervicaux. Pour arrêter cette hémorrhagie, malgré les nombreuses modifications de traitement du moignon, deux procédés seulement restent en présence : la suture en étages d'abord, préconisée par Schrœder, et la ligature du moignon. Les expériences de Walthard démontrent la supériorité de la ligature sur la suture, comme meilleure garantie contre les hémorrhagies provenant du tissu utérin. La ligature en masse, dit-il, aura toujours l'avantage de n'abandonner dans l'abdomen qu'un minimum de matériel à ligature. Les expériences de cet auteur, longuement exposées dans son mémoire, et que nous ne pouvons reproduire ici, étaient faites sur des lapines en gestation, en raison de la richesse vasculaire de l'utérus gravide. Après avoir détaché le ligament large et lié l'artère utérine, il procédait à l'amputation supravaginale de l'utérus et liait l'artère utérine, faisant ensuite soit la suture, soit la ligature du moignon obtenu.

Après avoir démontré le rôle efficace de la ligature en masse,

(1) WALTHARD, Experimenteller Beitrag zur Frage der Stumpfbehandlung bei Myomohysterectomie. *Centr. für Gyn.*, 1896, n° 1, p. 7 ; *Revue de thérapeutique médico-chirurgicale*, 1er mai 1896.

Walthard, étudiant l'extensibilité des parois de l'utérus, constate que même dans les cas de fibromes secondaires contenus dans l'épaisseur du pédicule, il est toujours possible de réduire de telle sorte le volume du col que l'on pourra appliquer autour de lui une ligature en masse solide. Nous avons souvent signalé ce fait au cours de nos observations.

Que devient le moignon du col ligaturé ? Les partisans de la suture font ressortir le danger de la nécrose dans la partie située au-dessus de la ligature. Cette opinion n'est pas conforme aux faits cliniques; de plus, les recherches microscopiques faites à la clinique de Zweifel à Leipzig, et de Kossmann à Berlin, sur des cas mortels de myomectomie avec col ligaturé, ont montré qu'en pareil cas on ne trouvait nulle trace de nécrose. Dans le cas de Zweifel, le sujet mourut quatre jours après l'opération, d'occlusion intestinale. On fit les constatations suivantes : « Il n'y avait pas de différence macroscopique entre la partie du col ligaturé et le reste du moignon. L'examen microscopique montrait que les parois du canal cervical étaient soudées si intimement, qu'il était impossible de distinguer nettement leurs points d'union. L'action des colorants sur les coupes prises dans les deux bords latéraux du moignon n'était nullement différente de celle qu'on observe dans le tissu normal; il y avait seulement un peu de décroissance de coloration vers le milieu. » Dans le cas de Kossmann, où le sujet mourut de pneumonie le troisième jour, il fut constaté que nulle part la moindre trace de nécrose n'était survenue, mais que la coloration des noyaux était partout également parfaite. Les expériences tentées à ce sujet sur des lapins conduisirent aux mêmes résultats.

Les faits que nous venons de citer sont relatifs à des cas observés *post mortem*, et peu de temps après l'opération. Notre maître, M. Bouilly, a bien voulu nous communiquer une observation (obs. 50), où il fut possible de constater, plus de deux mois après l'opération, ce que devenait la partie du moignon sus-jacente à la ligature élastique. L'infection secondaire du lien de caoutchouc ayant nécessité son extraction, on put, dix jours après, être témoin du fait suivant : il se fit par le trajet fistuleux, en voie de cicatrisation, une élimination de la portion de tissu utérin serrée au-dessus du caoutchouc. Cette portion représentait un petit disque percé d'un trou au centre, *non sphacélé, ayant l'aspect du tissu utérin normal.* Cette partie du pédicule avait donc continué à vivre, grâce aux adhérences avec les tissus voisins, et ne s'était nullement mortifiée.

Le pronostic de l'hystérectomie dépend du danger d'infection, comme dans toute opération. Beaucoup d'auteurs admettent la possibilité d'une infection, remontant du museau de tanche et du vagin jusqu'au moignon aseptique enfoncé dans l'abdomen. Cette crainte de l'infection du canal cervical se basait sur cette appréciation de Winter, à savoir que la sécrétion du canal cervical de chaque femme bien portante contient de nombreux micro-organismes. De plus récentes recherches ont démontré le contraire. Les deux tiers supérieurs du canal cervical, en dehors de la sécrétion provenant des myômes, de la gonorrhée ou de la fièvre puerpérale, ne présentent pas de micro-organismes.

Pourquoi les micro-organismes vaginaux ne pénètrent-ils pas dans le canal cervical ? Walthard en a donné la raison dans le *Correspondenzblatt für Schweizer Aerzte*, 1895, p. 306. Le bouchon de mucine qui se renouvelle constamment dans ce canal est, d'après ses recherches, un terrain de culture insuffisant pour les staphylocoques, les streptocoques et colibacilles, et en général pour les micro-organismes. D'autre part, à l'orifice externe de l'utérus s'effectue une abondante leucocytose et phagocytose. Le bouchon de mucine et la phagocytose arrêtent les micro-organismes qui cherchent à pénétrer du vagin dans le canal cervical.

Les micro-organismes artificiellement déposés dans le canal cervical sont éliminés dans l'espace de vingt-quatre heures. Menge et Stroganoff attribuent à la sécrétion cervicale une influence bactéricide.

Des expériences comparatives sur le contenu bactérien du canal cervical chez les mammifères et chez la femme, ont donné des résultats identiques. Walthard cite : les carnivores (chien, chat); les rongeurs (lapins, cobayes); les herbivores (vache). Il a donc pu s'adresser à l'expérimentation sur ces animaux pour étudier l'action protectrice antibactérienne que joue le bouchon de mucine cervical vis-à-vis des moignons d'amputation de l'utérus.

Le moignon aseptique enfoui dans l'abdomen, même s'il est ligaturé, restera aseptique. Des interventions opératoires intéressant le canal cervical, au moyen de désinfectants forts ou même du thermocautère doivent être rejetées, car elles détruisent les dispositions physiologiques destinées à protéger le canal cervical.

Parlant des corps étrangers non résorbables (ligature élastique, par exemple), enfouis dans la cavité péritonéale, l'auteur ajoute que ces corps étrangers aseptiques sont encapsulés, comme l'on sait, par l'action d'une péritonite circonscrite ; la cause de cette péritonite est cependant encore aujourd'hui inconnue. Walthard a cherché à savoir si le processus de la péritonique aseptique dépendait, dans ces cas, de la constitution physique des corps étrangers enfouis dans l'abdomen ; et il a évité, en instituant ses expériences, toute intervention pouvant léser physiquement la séreuse. Des billes d'agate enfouies dans l'abdomen de six lapins, avec toutes les précautions usuelles, étaient au bout du premier mois entièrement libres et mobiles dans l'abdomen, mais recouvertes d'une sorte de voile fin, trouble, facile à déchirer. Au bout de deux mois, les billes sont encore mobiles, mais la membrane enveloppante est épaisse et moins fragile. Au bout de trois mois, la bille d'agate était, chez un lapin, fixée au mésentère de l'intestin grêle, chez l'autre à l'épiploon, au moyen d'adhérences. On sait que ces adhérences, qui peuvent se former même au bout de deux mois d'une façon entièrement aseptique, sont importantes au point de vue des troubles ultérieurs de la fonction intestinale. De ces expériences, Walthard conclut qu'il faut autant que possible enfouir hors de la cavité péritonéale les corps étrangers lentement ou non résorbables.

A ces recherches expérimentales viennent s'ajouter les résultats de la pratique. On a pu dans plusieurs autopsies contrôler l'état du corps étranger intra-péritonéal, de la ligature élastique, par exemple; Kuhn (*Centr. für Gyn.*, 1888, n° 1, p. 13) rapporte l'histoire d'un malade chez lequel, au bout de neuf jours, la ligature élastique était recouverte d'un fin exsudat plastique.

Une autre question se pose au point de vue de l'infection possible du moignon par les microbes contenus dans la cavité utérine. On sait que le développement de la tumeur fibreuse peut favoriser la production d'une endométrite chronique. Or dans ces cas de métrite concomitante, l'infection de la surface de section du pédicule doit se faire plus facilement, et être même inévitable, à moins toutefois que les microbes de la cavité cervicale ne soient inoffensifs. Nous trouvons une réponse à cette question dans les intéressantes recherches exposées récemment dans sa thèse par notre collègue Du Bouchet (*Recherches bactériologiques sur quelques cas d'affections utérines*, 1897, p. 54). « L'utérus, dit-il, tend à se débarrasser des microbes pyogènes qui peuvent s'y trouver. Dans les cas où nous avons rencontré les véritables agents pathogènes, ils se comportaient, topographiquement parlant, exactement comme les saprophytes. En effet, au lieu de trouver dans les coupes de la muqueuse la distribution relativement étendue que l'on observe pour le gonocoque, nous ne les avons vus, quand nous en trouvions dans nos préparations, qu'en nombre très petit, et toujours exclusivement situés dans la couche de mucus qui recouvre l'épithélium superficiel de la muqueuse; jamais, notamment, nous n'avons pu en voir dans les glandes. Et dans une de ses conclusions, il ajoute: « Les microbes qui ont causé l'infection de l'utérus peuvent disparaître de celui-ci alors que les symptômes persistent encore. »

La coexistence de métrite chronique et de fibromes n'a donc, dans le cas qui nous occupe, qu'une influence peu importante, et ne doit pas préoccuper l'opérateur dans la confection du pédicule.

CHAPITRE V

Technique opératoire.

Nous décrirons l'opération d'Olshausen telle que nous l'avons vue appliquer par M. Bouilly, nous réservant d'indiquer au cours de ce chapitre le procédé primitif et les modifications qui lui ont été apportées.

Les accidents reprochés à la méthode tenant en grande partie à une mauvaise stérilisation du lien élastique et de la soie qui le fixe, comme nous le verrons plus loin, nous exposerons sommairement les meilleures manières de rendre cette ligature aseptique.

La méthode qu'employait Terrillon, qui fut l'un des partisans convaincus et les plus fidèles du procédé d'Olshausen, est la suivante : On traite d'abord la ligature élastique à chaud par une solution de permanganate de potasse concentrée, de manière à oxyder la plus grande partie de l'excès de soufre que contient toujours le caoutchouc vulcanisé. Le tube est ensuite décoloré par le bisulfite de soude, puis brossé extérieurement (et intérieurement si l'on emploie, comme Terrillon, un drain élastique), soumis à l'ébullition dans l'eau distillée, enfermé dans un tube de verre que l'on remplit d'eau antiseptique, et autoclavé ensuite à 120° pendant une demi-heure. Le traitement du permanganate, en enlevant l'excès du soufre de la vulcanisation, a pour but d'empêcher le caoutchouc de noircir pendant le passage à l'autoclave, par suite de la formation de sulfure de mercure avec le sublimé de l'eau antiseptique. (Terrillon et Chaput. *Asepsie et antisepsie chirurgicales*, p. 93.)

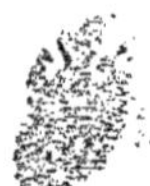

Le mode de stérilisation employé dans le service de M. Bouilly diffère peu du précédent ; au lieu d'employer l'eau antiseptique dont parle Terrillon, on se sert uniquement d'eau stérilisée ; ce procédé est du reste classique et conforme à la description que donnent MM. Terrier et Péraire dans leur manuel.

Comme dans la méthode précédente, on cherche d'abord à enlever l'excédent de soufre du caoutchouc, et par conséquent à lui retirer ses propriétés irritantes. Le lien élastique ayant subi un brossage et un nettoyage dans l'eau chaude, on le fait macérer pendant 4 heures dans une lessive de soude chauffée à 80°. Le tube ainsi traité, est passé à l'autoclave à 130°, puis conservé dans un tube de verre rempli d'eau stérilisée. Cette stérilisation à l'autoclave est infiniment supérieure à celle employée autrefois et qui consistait dans l'ébullition prolongée. Au moment de se servir du tube de caoutchouc, il sera nécessaire de lui faire subir une nouvelle stérilisation à l'autoclave à 130° pendant une heure environ.

Le choix du lien élastique n'est pas indifférent. Terrillon employait le drain ordinaire ; la stérilisation à la fois à l'extérieur et à l'intérieur du tube lui paraissant plus efficace que pour un tube plein. Nous croyons cependant que l'emploi de ce dernier est préférable. On le choisira en caoutchouc rouge ; pas trop petit (il couperait facilement les tissus, ou ne serait pas assez résistant). Un diamètre de 4 à 5 millimètres est suffisant ; par l'étirage ce diamètre se réduit facilement à la moitié et même au tiers ; ramené à des proportions aussi minimes, ce lien élastique, bien qu'enroulé deux fois autour du pédicule, tient vraiment peu de place dans le petit bassin ; le reproche qu'on lui a fait de devenir un corps étranger considérable dans la cavité péritonéale, n'est pas mérité, et on peut dire que son volume ne dépassera pas de beaucoup certaines ligatures en chaîne à la soie employées dans le traitement des pédicules.

Les soins préliminaires seront les mêmes que pour toute laparotomie ; et si l'on songe que l'ablation des gros fibromes par la voie abdominale est peut-être la plus grave des interventions chirurgicales, on n'apportera jamais assez d'attention à ces précautions préparatoires.

Si la malade est très anémiée par des pertes sanguines continuelles, si la cachexie est très avancée, il sera nécessaire de faire, pendant quelques jours avant l'opération, des injections de sérum artificiel. On introduira de préférence le sérum dans les tissus de la fesse ou de la face externe de la cuisse; l'injection intra-veineuse, réservée pour les doses massives, ne sera employée qu'après l'opération, dans les cas d'hémorrhagie ou d'infection péritonéale. S'il s'agit au contraire de remonter l'état général de la malade, pour la mettre dans les meilleures conditions de résister à une intervention grave, il sera suffisant de faire chaque jour une injection de 500 grammes de sérum, en enfonçant l'aiguille non pas sous la peau, mais dans les muscles profonds de la cuisse. L'injection ainsi faite est moins douloureuse, le sérum est plus vite absorbé, et nous avons maintes fois pu en injecter de cette façon un litre dans chaque cuisse, sans inconvénients. Il est indispensable de s'assurer tout d'abord de l'état de perméabilité des reins; du reste, la présence d'albumine ou de sucre dans les urines étant une contre-indication absolue de l'opération, cette notion nécessitera un examen préalable des urines.

Il sera quelquefois utile de faire une injection préventive de sérum, sous-cutanée ou intraveineuse, au début de l'opération.

Nous passerons rapidement sur la préparation de la malade dans les jours qui précèdent l'opération : purgation la veille et l'avant-veille, injections vaginales au sublimé faible après brossage et nettoyage du vagin au savon, bains, etc. Ce sont autant de précautions nécessaires avant toute opération abdominale. La veille, on rasera le pubis et on procédera au nettoyage de la paroi abdominale : brossage et savonnage de la peau et frictions prolongées à l'éther, l'alcool, et sublimé au 1/1000e pour terminer par un lavage à l'eau stérilisée. Enfin on appliquera un pansement humide fait avec des compresses autoclavées, pansement qui ne sera retiré qu'au moment de l'opération. Injections vaginales au sublimé (3 par jour) et 2 le matin de l'opération.

Si la malade est atteinte d'une affection du col utérin, endométrite cervicale par exemple, ou d'une lésion quelconque de la muqueuse utérine, un traitement dirigé en conséquence précèdera pendant quelques jours l'intervention abdominale. Nous éliminons la possibilité d'une coexistence d'épithélioma du col et de fibrome du corps. Autant il est fréquent de rencontrer au cours d'hystérectomies vaginales de petits fibromes développés dans le fond de l'utérus et accompagnant le cancer du col, autant il est rare de constater cette association, lorsqu'il s'agit de gros fibromes que la voie abdominale seule permet d'enlever.

Description de l'opération. — Notre maître, M. Bouilly, emploie ordinairement le plan incliné de Trendelenburg, modifié par Delagénière. L'utilité de cette position est indiscutable : elle empêche très efficacement la sortie de l'intestin, elle permet d'examiner d'une façon complète le fond du bassin, quitte à basculer le plan incliné et le ramener à l'usage d'une table ordinaire, pour la suture de la paroi, par exemple.

Le cathétérisme vésical ayant été pratiqué, d'abord pour vider la vessie, ensuite pour s'assurer une dernière fois des rapports de cet organe avec le fibrome, on retire le pansement de la veille et un aide procède au lavage de la paroi à l'eau stérilisée. Une nouvelle injection vaginale est pratiquée.

Deux aides seulement sont nécessaires ; l'un pour l'anesthésie (M. Bouilly, après avoir employé l'éther pendant quelque temps, est revenu au chloroforme ; la respiration est dans ce cas plus régulière, la malade pousse moins, et l'intestin a moins de tendance à sortir de la cavité abdominale). Le second aide (aide direct) prend lui-même les fils à ligature, les compresses stérilisées, etc. Enfin il n'est nullement besoin d'un troisième aide pour les instruments, qui seront disposés à la portée de l'opérateur. Ces instruments, stérilisés au Poupinel, sont plongés dans une cuvette remplie d'eau stérilisée.

Incision médiane au bistouri, suivant la ligne pubio-ombilicale. L'opérateur la commencera d'abord à quelques centimètres au-dessous de l'ombilic, et ne descendra pas jusqu'au pubis. Lorsque les dimensions et les rapports de la tumeur seront exactement connus, il sera alors nécessaire d'agrandir l'incision, de contourner l'ombilic, de l'exciser même, s'il y a tendance à la hernie ombilicale, et de faire ainsi la cure radicale de cette dernière.

Une fois le ventre ouvert, on repérera soigneusement le péritoine avec des pinces à forcipressure. Isolement de la séreuse par deux compresses stérilisées, une de chaque côté.

Deux autres sont placées à l'angle supérieur et à l'extrémité inférieure de la plaie.

Le fibrome apparaît alors, quelquefois recouvert par l'épiploon ou l'intestin. Une main introduite derrière la tumeur en examine soigneusement les rapports, voit s'il n'y a pas de prolongements latéraux, de fibromes secondaires pédiculés, implantés sur le fond, si les annexes ne sont pas malades et augmentées de volume, enfin elle détermine exactement la situation des adhérences et leur degré de solidité.

Si le volume de la tumeur l'exige, l'incision est agrandie aux ciseaux, comme nous l'avons dit plus haut.

Généralement le fibrome apparaît lisse, uni, avec tous les caractères extérieurs d'une tumeur non dégénérée, et il n'y a pas d'adhérences. L'opérateur procède alors à son éviscération, ou énucléation hors de la cavité abdominale. Depuis que le tire-bouchon fait partie de l'arsenal chirurgical, il n'est nullement besoin de se servir d'autres instruments beaucoup plus compliqués, pinces spéciales, appareil à traction, etc.

Le tire-bouchon est donc vissé au point culminant de la tumeur, et grâce à la prise solide qu'il donne, rien n'est plus facile que d'extraire le fibrome de la cavité abdominale.

Ce premier temps de l'opération accompli, M. Bouilly a l'habitude de refermer rapidement les plans profonds de la moitié supérieure de l'incision, de limiter ainsi le champ opératoire, et d'empêcher efficacement l'issue au dehors de l'intestin, en cas d'effort de la malade.

Mais ce début de l'intervention n'est pas toujours aussi facile, et ne s'accomplit pas constamment d'une façon aussi méthodique. Il est fréquent de rencontrer des tumeurs très adhérentes, reliées par des tractus plus ou moins anciens aux organes environnants, et surtout à l'épiploon, à l'intestin.

Nous ne décrirons pas la manière de détacher ces adhérences, le soin et la prudence qu'il faut apporter à cette manœuvre; les difficultés sont les mêmes dans toutes les laparotomies. Ces adhérences détachées sont coupées entre deux pinces et liées au catgut ou à la soie. Elles sont quelquefois tellement étendues, tellement solides, qu'elles forment une véritable symphyse rendant l'ablation du fibrome impossible, ou du moins très pénible. L'opérateur est alors contraint de recourir à la décortication, et même au morcellement de la tumeur, quitte à laisser adhérents à l'intestin quelques débris de la surface externe du fibrome.

Dans la pratique primitive d'Olshausen et des opérateurs qui ont appliqué sa méthode, les ligaments larges n'étaient pas sectionnés et liés au début de l'opération. La ligature élastique, une fois appliquée, comprenait à la fois et le col et l'épaisseur des ligaments larges. Le placement du lien de caoutchouc était ainsi plus difficile; le pédicule était trop large, et quelquefois l'uretère, l'intestin, se trouvaient pincés.

« Le lien élastique est placé autour du segment inférieur de l'utérus, à gauche il perfore l'insertion utérine du ligament large, à droite il saisit et applique au moignon le bord supérieur du ligament en passant au-dessous de l'ovaire » (Thèse de Wirbel, p. 72, obs. XIV); et plus loin (*id.*, p. 75) « le lien élastique est alors passé, malgré la résistance des ligaments larges, autour du segment inférieur qui est très épais ».

Aujourd'hui, la méthode employée par M. Bouilly est plus logique et tout aussi rapide. Le ligament droit est d'abord pincé et coupé en dehors des annexes; même manœuvre du côté gauche. La pince est laissée à demeure sur chaque ligament, et la ligature à la soie sera faite plus tard. Si les annexes sont malades, kystiques ou purulentes, il sera nécessaire de procéder de suite à leur extirpation, tout en protégeant soigneusement le champ opératoire, pour éviter autant que possible la chute d'une gouttelette de pus dans le péritoine. Les précautions à prendre dans ce cas sont les mêmes que celles d'une laparotomie pour annexites suppurées.

Les ligaments larges sectionnés, le fibrome est facilement mobilisé. Une incision transversale antérieure faite au bistouri, est menée d'un côté à l'autre de la tumeur et permet de décoller aux ciseaux, à la spatule ou au doigt, un lambeau péritonéal antérieur, afin d'isoler la vessie. Celle-ci est très souvent remontée à la face antérieure du fibrome, aussi ce temps de l'opération doit-il être exécuté avec grand soin.

L'adhérence du péritoine est souvent très marquée sur la ligne médiane antérieure, comme s'il y avait une véritable crête cicatricielle à ce niveau; ce fait se rencontre, mais moins fréquemment, à la face postérieure. Le lambeau péritonéal antérieur étant détaché, on procède à une manœuvre identique, en arrière du fibrome. Disons cependant qu'il n'est pas toujours nécessaire de tailler ce lambeau postérieur pour arriver à pédiculiser la tumeur. Mais cette manœuvre est indispensable lorsqu'il s'agit de fibromes enclavés ou à prolongements latéraux, dont la pédiculisation est souvent difficile, *mais toujours possible.*

Le fibrome apparaît alors libre et pédiculé. Une broche métallique provisoire, qui servira uniquement à maintenir la tumeur au-dessus du niveau extérieur des lèvres de la plaie, perfore le pédicule d'un côté à l'autre. La ligature élastique est appliquée au-dessous de cette broche de la manière suivante : Pendant que l'aide soulève le fibrome au moyen du tire-bouchon, et le déplace en avant, en arrière ou sur les côtés, suivant très fidèlement les mouvements de l'opérateur, celui-ci place le lien élastique en arrière du pédicule, fait d'abord un premier tour, en étirant fortement et progressivement le caoutchouc, puis un second, repasse sur les côtés et la face postérieure, et enfin ramenant en avant les deux chefs de la ligature élastique, fait un nœud simple sans quitter les deux extrémités du lien de caoutchouc toujours maintenu en tension. A ce moment l'aide assujettit cette ligature avec un fil de soie placé transversalement au niveau de l'entrecroisement des deux chefs du lien de caoutchouc. Il fait un premier nœud, puis un second, la ligature est alors établie et fixée d'une manière très solide, et ne peut déraper. Ce procédé diffère entièrement de la méthode primitive d'Olshausen, en ce sens *qu'on n'applique pas de ligature provisoire*, qu'il n'est nullement besoin de serre-nœuds, *la ligature étant d'emblée définitive.*

Il est inutile de fixer cette ligature dans le sillon qu'elle détermine à la base du pédicule, par des sutures secondaires à la soie. La ligature, telle que nous venons de la décrire, est solidement fixée, et nous ne l'avons jamais vue déraper.

La tumeur est alors sectionnée au-dessus de la broche ; si elle est de volume très considérable, il sera nécessaire de l'enlever par tranches, de la morceler, soit avant, soit après la fixation de la ligature élastique.

Toilette du moignon. — Le fibrome enlevé, la surface de section est régularisée au bistouri et aux ciseaux. La broche qui maintenait le col au-dessus du petit bassin est retirée, et le moignon est saisi avec une pince de Museux. La distance qui sépare le bord supérieur du lien de caoutchouc du niveau de la section ne doit pas être inférieure à un centimètre. Lorsque la muqueuse utérine est visible à la surface de la tranche du pédicule, Richelot recommande de la disséquer et de l'exciser aussi profondément que possible. M. Bouilly la ferme quelquefois, si son orifice est trop large, par une suture au catgut à points séparés. Mais le mieux est de la cautériser profondément avec l'instrument de Paquelin, après avoir touché au fer rouge toute la surface de section du moignon ; cependant quelques auteurs ont prétendu que cette cautérisation est inutile, car elle retarde la production des adhérences aseptiques qui doivent plus tard relier le pédicule aux organes environnants.

L'opération ainsi conduite donne très peu de sang, à moins que l'on n'ait affaire à ces fibromes très vasculaires, à la surface desquels rampent des veines nombreuses, véritables varices, mais cette hémorrhagie est facilement arrêtée lors de la section de la tumeur.

Avant de couper les chefs de la ligature élastique et du fil de soie qui l'accompagne, on procède à la ligature à la soie des ligaments larges pincés dès le début de l'opération. Ceci fait, la tranche du moignon, le sillon déterminé par le lien, sont examinés une dernière fois, et les deux bouts de la ligature sont coupés à 4 ou 5 millimètres de leur entrecroisement. Puis section du fil de soie qui fixe la ligature élastique.

La pince de Museux qui soutenait le col est enlevée, et le moignon, abandonné à lui-même, descend dans le petit bassin, recouvert bientôt par le péritoine qui n'a pas été suturé au-dessus de lui, et par les anses intestinales.

Olshausen saupoudrait le moignon d'une légère couche d'iodoforme ; cette pratique, utile quelquefois, n'est pas nécessaire.

Lorsqu'il y a eu suintement abondant au cours de l'opération ou menace d'infection par rupture d'annexes malades, décortication d'une tumeur fibreuse dégénérée, il est nécessaire de placer dans le cul-de-sac de Douglas un long drain de caoutchouc à large ouverture, et que l'on fixera à l'angle inférieur de la plaie cutanée.

Le drainage établi de cette manière est supérieur à celui fait par une mèche de gaze iodoformée ; il est reconnu aujourd'hui que cette dernière substance n'absorbe pas, mais a plutôt tendance à faire rétention. Le drainage par la plaie abdominale sera avantageusement remplacé par le drainage vaginal fait à travers une incision dans le cul-de-sac postérieur.

La paroi abdominale est refermée par deux plans de suture : l'un profond, au catgut, comprenant le péritoine, les muscles et l'aponévrose; le second, cutané, sera fait au crin de Florence. S'il y a eu drainage, un crin d'attente sera placé à l'angle inférieur de la plaie.

Pansement à l'ouate stérilisée ou à la gaze iodoformée autoclavée ; par-dessus, ouate ordinaire, et bandage de flanelle soigneusement appliqué et maintenu par des sous-cuisses.

Pansement vaginal à la gaze iodoformée.

Ablation du drain au bout de 24 ou 48 heures, suivant l'abondance du suintement, et fermeture de la petite plaie cutanée au moyen du crin de Florence d'attente. Purgation avec 0,30 centig. de calomel le lendemain soir.

Ablation des fils 8 jours après. La malade sera autorisée à se lever vers la fin de la troisième semaine.

L'opération, telle que nous venons de la décrire, peut s'appliquer à tous les gros fibromes ; elle a l'avantage d'être simple, rapide, à temps bien déterminés, et dure en moyenne 25 à 30 minutes dans les cas ordinaires.

CHAPITRE VI

Étude des accidents reprochés à la méthode.

La méthode d'Olshausen, après avoir été pendant plusieurs années très employée, fut vite abandonnée par son auteur lui-même et par la plupart des chirurgiens. Terrillon lui fut longtemps fidèle, ainsi que le prouvent ses nombreuses communications sur le procédé. Quelques rares opérateurs l'emploient encore, en attendant la méthode idéale d'hystérectomie abdominale totale. Aussi, pour expliquer cette défaveur, devons-nous en rechercher les causes et discuter les différentes objections qui ont été faites à la ligature élastique.

Deux accidents priment tous les autres : ce sont l'hémorrhagie et l'infection.

Le lien élastique n'amène pas la section des tissus, il ne fait que les déprimer en les anémiant. L'hémorrhagie ne peut donc se produire par ce mécanisme ; elle peut survenir lorsque la ligature a été mal appliquée, serrée d'une façon insuffisante, liée d'une manière incomplète ; mais ces fautes opératoires ne sont nullement imputables à la méthode, elles ne doivent être attribuées qu'à l'opérateur.

Si l'on coupe le fibrome trop près de la ligature, celle-ci pourra alors glisser, et une hémorrhagie grave en sera la conséquence.

Döhn (*Centr. für Gyn.*, 1894) rapporte un cas où, après application d'une ligature élastique sur un moignon utérin, on trouva le caoutchouc isolé par suite du *retrait du pédicule*, et il ajoute que le corps étranger avait subi un enkystement parfait. Pour éviter ce retrait du pédicule, il suffit généralement de bien débarrasser le moignon des petits fibromes secondaires qu'il peut renfermer, et de faire en sorte que le pédicule soit formé *seulement par le col.* Ainsi réduit à son minimum d'épaisseur, il ne se rétractera pas.

En effet, une des causes qui ont contribué à faire abandonner les procédés d'hystérectomie abdominale à pédicule interne, consiste dans ce fait que généralement on n'arrivait à façonner que de gros pédicules ; nous affirmons au contraire qu'il est rare de ne pouvoir réduire un moignon cervical aux dimensions de 3 et même 2 centimètres ; et comme le dit Lauwers (de Courtrai), « nos pédicules d'autrefois, longs de plusieurs centimètres, troublés dans leur vascularisation par la constriction élastique provisoire, en partie nécrosés par l'application du thermocautère et l'introduction de sutures multiples en guise de ligatures, exposaient nos opérées au double danger de l'hémorrhagie et de la septicémie. Mais il n'en est plus de même aujourd'hui de ces petits moignons secs, à peine gros comme le pouce, que l'on arrive à façonner. »

Nous ne nous arrêterons pas devant l'objection qui reproche au fil de soie de couper les extrémités du fil élastique, qui devient alors libre, une hémorrhagie foudroyante en étant la conséquence : il suffit de savoir faire une ligature solide.

Nous voyons donc que le danger d'hémorrhagie n'existe pas, à moins de négligence opératoire, et ceci n'a rien de spécial au procédé de la ligature élastique. L'hémorrhagie n'a jamais été notée au cours de nos observations.

Le principal argument invoqué contre la méthode, se base sur l'élimination fréquente de la ligature élastique. Ce fait est indéniable, mais il n'a peut-être pas toute l'importance qu'on lui attribue. Généralement ce lien s'élimine par le vagin. Quelques semaines ou quelques mois après l'opération, une leucorrhée muco-purulente se produit, accompagnée d'un peu de douleurs dans le petit bassin, rarement de fièvre et presque jamais de phénomènes généraux. Quelquefois le tube s'élimine de lui-même au cours d'une injection vaginale ; le plus souvent le chirurgien, pratiquant l'examen au spéculum, va le cueillir au fond du vagin, et deux ou trois jours après, tout écoulement a cessé. Nous sommes donc loin de l'appareil symptomatique qui a été décrit et souvent reproduit, accompagnant l'élimination de la ligature élastique : douleurs intolérables dans la région pelvienne, compression et même sphacèle de la vessie(?), élimination par la paroi abdominale, fièvre intense, etc.

Lorsque les troubles indiqués plus haut annoncent l'élimination prochaine du lien de caoutchouc, il est un moyen facile de hâter sa sortie. Nous l'avons essayé chez une malade l'an dernier, et il nous a parfaitement réussi. Il consiste dans la dilatation avec la laminaire de la cavité cervicale du moignon utérin. Cette dilatation, faite pendant 2 ou 3 jours avec une laminaire longue de 3 centim., permet au bout de ce temps d'explorer avec une pince de Lister l'intérieur de la cavité; on arrive à sentir au bout de la pince un corps lisse, arrondi : c'est le lien de caoutchouc, qui a fini par se faire un chemin au travers des parois du col, et venir s'infecter au contact de la muqueuse utérine. Il est alors facilement saisi et extrait de sa loge. Quelques jours après, tout écoulement vaginal a cessé. Cette petite manœuvre doit être faite avec prudence et avec toutes les précautions antiseptiques ordinaires.

Au nombre des autres accidents reprochés à la méthode, citons les faits de compression des organes du petit bassin par le moignon. On a dit que, tombant en arrière, il comprimait le rectum ; s'inclinant en avant, il appuyait sur la vessie et déterminait même son sphacèle. Ces objections que l'on pouvait faire aux gros moignons d'autrefois, ne sauraient s'appliquer aux petits pédicules d'aujourd'hui. Il en est de même des cas d'obstruction intestinale, déterminés par des adhérences, par des brides reliant le moignon à l'intestin et au mésentère. Ces cas sont rares et nous n'avons pas eu l'occasion d'en relever dans nos observations.

En résumé, nous voyons que des accidents reprochés à la méthode, un seul peut lui être réellement attribué, c'est l'élimination de la ligature élastique. Cet accident, dont on a exagéré l'importance et la fréquence, n'a été rencontré que 6 fois au cours de nos observations, et n'a donné lieu à aucun symptôme grave. La plupart de nos malades ont été revues longtemps après leur opération et ont été interrogées soigneusement à ce sujet.

Si maintenant, arrivé au terme de cette étude, nous faisons l'analyse des résultats fournis par nos 50 observations (1), nous relevons 8 morts, *dont aucune n'est attribuable au principe même de la méthode*: 2 sont dues à la septicémie péritonéale (*obs. 26 et 29*) ; 2 autres, déterminées par des lésions de congestion pulmonaire, le quatrième jour, peuvent aussi être mises sur le compte de la septicémie (*obs. 5 et 31*).

Les 4 dernières relèvent des causes suivantes :

Obs. 16. Phlébite et mort le 11e jour.

Obs. 17. Rupture de la cicatrice le 9e jour.

Obs. 28. Shock opératoire. (Malade de 65 ans, poids du fibrome, 3 kilog. 500 grammes, longue durée de l'opération.)

Obs. 49. Urémie. Lésions de néphrite interstitielle constatées à l'autopsie.

Au nombre des accidents survenus après l'opération et n'ayant pas déterminé de suites graves, citons :

2 cas de rupture de la cicatrice, après l'ablation des fils (*obs. 31 et 43*).

2 cas de phlébite chez des malades ayant eu de l'œdème des membres inférieurs avant l'opération.

(1) Des 51 observations rapportées plus loin, nous éliminons l'observation 13 qui concerne un fibrome traité par pédicule externe, avec guérison.

Dans l'*observation 35*, nous notons l'apparition au huitième jour d'une *eschare* fessière superficielle à cicatrisation rapide.

Citons enfin un curieux cas d'*hydrorrhée péritonéale* (*obs. 20*) qui a fait le sujet d'une communication de M. Monod, au dernier congrès de chirurgie.

Ces résultats portant sur une longue période, qui dans l'histoire du traitement chirurgical des gros fibromes utérins, peut, comme nous l'avons déjà dit, s'appeler une période de transition, nous donnent une mortalité de 8 cas sur 50, et cela dans des conditions généralement défavorables. Il nous a semblé utile de montrer cette série de résultats, qui dans l'ensemble est au moins égale à celles fournies par les autres procédés d'hystérectomie abdominale, *dans la même période chirurgicale.*

Nous ajouterons, en terminant, que si, au lieu d'étendre notre étude à cette longue étape de six années, nous l'avions limitée à l'année 1896-97, nous verrions que la mortalité descend à 2 sur 20 cas (dont un par urémie), donnant ainsi des résultats qui ne sont pas inférieurs à certaines statistiques récentes.

OBSERVATIONS PERSONNELLES (1)

OBSERVATION 1.

Marie L..., cuisinière, 44 ans. Entre le 11 juin 1891, salle Velpeau, n° 27.

Antécédents. — Rien à signaler. N'a eu ni grossesse, ni fausse couche. A toujours été bien réglée. Le ventre a commencé à grossir il y a une vingtaine d'années. Augmentation plus rapide dans ces derniers temps. Pas de modification des règles.

État à l'entrée. — Varices énormes des membres inférieurs. Par la palpation, on trouve une tumeur arrondie, du volume d'un utérus à terme, médiane, très dure, un peu mobile dans le sens latéral. Une ligne de sonorité la sépare du foie. Masse secondaire parait implantée sur la partie latérale droite.

Par le toucher vaginal, on sent une tuméfaction de la grosseur d'un œuf, faisant saillie dans le cul-de-sac postérieur. Le cathétérisme montre que l'utérus est en situation normale. Cavité : 10 centimètres.

Laparotomie, le 23 juin 1891. — Sur le fond de l'utérus est implantée, par un pédicule large de 4 centim environ, une volumineuse tumeur fibreuse qui remplit l'abdomen, présentant de nombreuses bosselures, dont une plus volumineuse, en avant et à droite. De la partie postérieure du pédicule se détachent plusieurs petits fibromes pédiculés, qui sont tombés dans le cul-de-sac postérieur. Le corps utérin lui-même est bourré de petits fibromes. Pédiculisation, et application d'une ligature élastique à 2 centim. au-dessous du fond de l'utérus. après détachement des adhérences vasculaires qui relient la partie postérieure de la tumeur à l'intestin.

Bonnes suites opératoires. La malade quitte l'hôpital guérie le 14 août 1891,

OBSERVATION 2.

Marguerite B..., née à Decize, 46 ans, ménagère. Entrée salle Velpeau le 15 juillet 1891, lit n° 16.

Antécédents. — Cinq grossesses menées à terme, la dernière il y a onze ans, et une fausse couche. Le ventre parait avoir commencé à grossir il y a dix ans.

(1) Ces observations ont été recueillies dans le service de gynécologie de M. le Dr Bouilly, à l'hôpital Cochin. Notre maître a bien voulu rédiger pour nous celles de sa pratique de la ville ; nous l'en remercions sincèrement.

Depuis 6 ans hémorrhagies continuelles assez abondantes.

État actuel. — Ventre régulièrement augmenté de volume, rempli entièrement par une tumeur d'une dureté ligneuse, arrondie, mobile. Cette tumeur remonte au-dessus de l'ombilic, et on ne perçoit pas de zone de sonorité entre le foie et sa face supérieure.

Toucher vaginal. — Tumeur fait une saillie modérée dans le cul-de-sac antérieur.

Un peu d'ascite, œdème de la paroi abdominale dans la région sus-ombilicale. Un peu d'œdème des membres inférieurs. Bon état général.

Laparotomie, le 25 juillet. — Un litre d'ascite environ. Adhérences très vasculaires de la tumeur à l'épiploon. Pédicule de la tumeur, mince, peu vasculaire, lié par deux fils de soie entrecroisés, placés au-dessus de la ligature élastique. Réduction comme pour un kyste de l'ovaire. Pas de drainage.

Poids de la tumeur : 9 kilog. Renferme à sa partie centrale une large cavité contenant un liquide séreux.

1er août. Ablation des points de suture. Quitte l'hôpital le 15 septembre.

Observation 3.

Lucie L..., 38 ans. Entre le 14 octobre 1891, salle Velpeau, lit n° 22.

Antécédents. — Bien réglée. 2 accouchements normaux, le dernier il y dix ans.

Début de la maladie. — Remonte à 18 mois environ. Depuis cette époque, les règles sont très abondantes, le ventre a beaucoup grossi. Pas de douleurs. Bon état général. Cependant il y a six mois a commencé à maigrir. Pas d'albumine dans l'urine.

État local. — Tumeur médiane grosse comme un utérus de 6 mois. Bosselures à droite. N'est pas accessible par le vagin. Pas d'ascite. Matité dans le flanc gauche paraissant indépendante de la tumeur principale.

Laparotomie, le 24 octobre 1891. — Pédiculisation facile. On touche la cavité utérine au thermocautère. Pas de sutures du moignon. Réduction du pédicule et de son lien élastique dans le ventre. Fermeture de la paroi sans drainage.

L'ablation de la tumeur a été complète. Le pédicule est constitué par le col ne renfermant aucun nodule fibromateux. Grosses veines à la surface du fibrome.

Annexes normales, haut situées sur le fibrome.

Ablation des points de suture le 8e jour. État excellent. Sort le 23e jour.

Le 19 janvier 1892, on revoit la malade. Léger écoulement vaginal. Le toucher ne montre rien d'anormal.

Observation 4.

Delphine J..., 41 ans, épicière. Entrée le 26 avril 1892. Lit n° 10.

Antécédents. — Deux accouchements, le dernier il y a onze ans. Bien portante jusqu'à il y a deux ans, époque à laquelle le ventre commença à augmenter de volume et quelques douleurs apparurent. Augmentation considérable depuis un an. Au niveau de l'ombilic, circonférence : 1 m. 40. Distance du pubis à l'ombilic: 0,40 centim. De l'ombilic à l'appendice xiphoïde : 36 centim. Ascite notable. Bon état général.

Petite hernie ombilicale. Paroi abdominale infiltrée, œdème et varices lymphatiques.

Laparotomie, le 3 mai 1892. — A l'incision du péritoine, issue de sérosité rougeâtre (10 litres environ). *Fibrome kystique* du volume d'une tête d'adulte. Trompe gauche kystique. Annexes droites sont également altérées. Le fibrome est implanté sur la face antérieure et le bord supérieur de l'utérus. Le lien élastique prend l'utérus assez bas. Les deux annexes sont enlevées avec le fibrome, et le pédicule étant mince est réduit dans l'abdomen. Drainage à la gaze iodoformée à cause de l'épanchement péritonéal abondant.

Suites opératoires. — Très simples. Suppression du drainage 48 heures après.

Dans les premiers jours de juin, leucorrhée abondante, sans douleur.

La malade quitte l'hôpital le 25 juin. Le lien élastique est tombé le 14 juillet dans l'injection vaginale, et depuis la sécrétion purulente a disparu.

Observation 5.

Anna D..., 45 ans, ménagère. Entre le 26 octobre 1892, salle Velpeau, lit n° 25.

Antécédents. — Bien réglée. Fausse couche il y a vingt ans. Le ventre a commencé à grossir il y a deux ans et demi. En même temps apparition des douleurs qui sont devenues très fortes depuis quinze jours. Bon état général.

État local. — Tumeur dépasse l'ombilic. Régulièrement arrondie.

Opération, le 2 novembre 1892. — Laparotomie. Ligature élastique abandonnée dans le ventre. Fibrome de la grosseur d'une tête de fœtus développé dans la paroi postérieure de l'utérus. Paroi utérine très épaissie.

Mort le 5 novembre à 2 heures du matin.

Autopsie. — Pas d'hémorrhagie. Les ligatures et le lien élastique ont bien tenu.

Poumons fortement congestionnés aux deux bases.

Observation 6.

Mme Alphonsine W..., 38 ans, lingère. Lit n° 25, salle Velpeau.

Antécédents. — Toujours régulièrement réglée depuis l'âge de 15 ans. Ni grossesse, ni fausse couche. Au mois de décembre dernier, après un retard de quinze jours, la malade a une hémorrhagie qui dure quinze jours, puis cesse pour reprendre quelques jours après. Depuis cette époque la malade a des hémorrhagies très fréquentes. Pas de douleur, pas de gène de la marche. Entre le 11 mars 1893 à l'hôpital Cochin.

Diagnostic. — Gros fibrome utérin interstitiel du volume d'une tête de fœtus à terme. Col relevé; l'hystéromètre, qu'on ne peut introduire à fond, donne 11 centimètres.

Opération, le 23 mars. — Laparotomie. Plan incliné. Pédiculisation du fibrome. Ligature au caoutchouc rouge maintenu par une soie plate. Toilette du pédicule et abandon dans le ventre. Fermeture de la paroi en un seul plan.

La malade quitte l'hôpital le 15 avril, complètement guérie.

Observation 7.

Clémence S..., 37 ans. Lit n° 11, salle Velpeau.

Antécédents. — Réglée à 14 ans, régulièrement et abondamment. Une grossesse à 20 ans, normale. Pas de fausse couche. Depuis 7 ou 8 ans, elle s'aperçoit d'une grosseur dans le côté gauche du ventre qui augmente progressivement. Elle a eu, il y a deux ans, une pleurésie. Thoracentèse. L'état local pulmonaire est satisfaisant actuellement. Ménorrhagies. Métrorrhagies très rares. En novembre 1892, douleurs vives dans la fosse iliaque externe avec irradiations crurales et lombaires.

Diagnostic. — Gros fibrome assez indépendant de l'utérus. Celui-ci est lui-même augmenté de volume, probablement fibromateux, expliquant les métrorrhagies qu'elle a depuis juin 1893. Annexes sensibles à droite et surtout à gauche.

Opération. — Hystérectomie abdominale. Extirpation d'un gros fibrome englobant l'utérus. Pédiculisation sur l'utérus. Caoutchouc qui lie à la fois l'utérus et les ligaments larges. Toilette du pédicule qui est abandonné dans le ventre.

Poids du fibrome : 4 kilog. 500.

Suites opératoires. — Excellentes. Quitte l'hôpital le 15 juillet 1893.

Observation 8. (Communiquée par M. le Dr Bouilly.)

Mme L..., 40 ans, nullipare, présentée par le Dr Mercier, de Montluçon; femme petite, de constitution malingre, souffrant dans le ventre depuis longtemps.

Volumineux fibrome régulier, dépassant la région ombilicale d'un travers de main, empiétant dans la fosse iliaque, ne déterminant pas de métrorrhagies, mais étant le point de départ de violentes douleurs abdominales et lombaires, et causant un état de santé générale absolument déplorable, dont la gravité est encore augmentée par une inquiétude profonde de la malade. La tumeur est haut située au-dessus des culs-de-sac et ne plonge pas dans le petit bassin. Il n'y a aucune difficulté de diagnostic, ni d'indication.

Opération, le 29 juin 1893 (Dr Mercier), à la maison de santé de la rue Blomet. — Laparotomie ; amputation supra-vaginale de l'utérus après application d'un lien élastique tourné 2 fois autour de l'utérus et aussi bas que possible, après décollement de la vessie. La partie supérieure des ligaments larges a d'abord été saisie et sectionnée de chaque côté entre deux pinces, l'une en dehors des annexes, l'autre sur le bord de l'utérus; la pince externe est remplacée par une forte ligature à la soie.

Excision de la muqueuse cervicale; thermo-cautérisation de cette muqueuse et de toute la surface du pédicule ; légère couche de poudre d'iodoforme. Réduction du pédicule sans drainage. Suture de la paroi à deux étages.

Poids du fibrome : 3,500 grammes.

Suites opératoires. — Très simples ; guérison rapide. Jamais il n'y a eu aucune tendance à l'élimination du lien de caoutchouc. Cette malade s'est rétablie d'une façon complète, et depuis son opération elle a joui d'une santé qu'elle avait perdue depuis des années. Le résultat a été de tous points excellent.

OBSERVATION 9. — *Métrorrhagies abondantes. Anémie extrême.*

Jeanne V..., 58 ans, cuisinière. Lit n° 19.

Antécédents. — Réglée à 15 ans. Trois accouchements normaux. La malade a toujours joui d'une santé excellente. Depuis 8 ans, elle s'aperçoit que son ventre grossit, avec quelques douleurs vagues. Les règles, qui étaient alors presque nulles, réapparaissent en petite quantité. La tumeur grossit peu à peu. La malade consulte alors M. le Dr Champetier de Ribes qui lui conseille de se faire opérer. Elle entre à l'hôpital le 27 juin 1893 pour des pertes très abondantes qu'elle a depuis deux mois.

Actuellement la malade est très profondément anémiée ; femme grasse, en mauvais état général. Pertes très abondantes en caillots. Tamponnement vaginal. Malgré ce tamponnement la malade continue à perdre. La veille de l'opération, la malade est trouvée à la contre-visite dans un état d'anémie extrême : vomissements, pouls imperceptible, extrémités froides, couvertes de sueurs. Piqûres d'éther, d'ergotine, et tamponnement.

Opération. — Laparotomie. Hystérectomie abdominale.

La tumeur est recouverte en partie par les ligaments larges étalés et très vasculaires. Du côté gauche notamment, de grosses veines du volume du doigt recouvrent la tumeur. La décortication est faite méthodiquement avec ligature des vaisseaux qui saignent, et pédiculisation de la tumeur.

Pédicule traité par le thermocautère. Ligature au tube de caoutchouc maintenu par une grosse soie. Pédicule rentré. Suture de la paroi à un seul plan.

Suites opératoires. — Excellentes, très simples. La malade reprend rapidement ses forces ; elle quitte l'hôpital le 2 août en bon état.

Observation 10.

Adèle S..., 50 ans. Pavillon Velpeau, lit n° 22. Entrée le 24 juillet 1893.

Antécédents. — Réglée à 15 ans. Trois grossesses normales. N'a jamais fait de maladie. Depuis 2 ans ses règles sont irrégulières, plus abondantes que par le passé. En même temps la malade a vu son ventre grossir. Depuis ces deux années, le ventre s'est régulièrement développé ; peu de douleurs ; constipation rebelle. Bon état général. Quelques palpitations. Pas de souffle cardiaque appréciable.

État actuel. — Ventre volumineux, régulièrement arrondi, rempli par une masse ayant le volume d'une tête d'adulte ; on sent par le palper que la tumeur plonge dans le petit bassin. Tumeur régulièrement dure. Pas de sensibilité nette au niveau des annexes. Au toucher vaginal, on constate un col peu volumineux, haut placé, et derrière lui, dans le cul-de-sac postérieur, une masse arrondie, dure, qui fait corps avec la tumeur.

Diagnostic. — Fibrome utérin faisant corps avec l'utérus. En raison du volume de la tumeur, des métrorrhagies, et de l'évolution relativement rapide de la tumeur, M. Bouilly se décide à intervenir.

Opération. — Hystérectomie abdominale le 29 juillet 1893.

Gros fibrome facilement pédiculisable. Lien de caoutchouc qui lie en même temps les ligaments larges et le corps utérin. Le tube est fixé avec de la grosse soie. Section de l'utérus. Toilette du moignon qui est rentré dans le ventre. Au moment de refermer, on s'aperçoit qu'il existe un léger suintement produit par une artériole qui saigne au niveau du ligament large droit, un peu déchiré par la pédiculisation avec le tube de caoutchouc. Ligature à la soie. Fermeture de la paroi en deux plans de suture.

Suites opératoires. — Excellentes.

La malade sort le 26 août en parfait état.

Poids du fibrome : 2,950 grammes.

Observation 11.

Adolphine A..., 45 ans, charcutière. Lit n° 3.

Antécédents. — Réglée à 13 ans, régulièrement et abondamment. Une seule grossesse normale. Enfant bien portant.

Il y a 5 ans, en 1888, la malade s'est aperçue qu'elle avait dans le ventre une tumeur de la grosseur du poing ; cette tumeur entraînait quelques vagues douleurs abdominales qui ont attiré l'attention de la malade. Depuis cette époque, la tumeur a toujours été en augmentant régulièrement, avec recrudescence de douleurs et tension particulière du ventre au moment des règles. Ces règles d'ailleurs sont absolument normales. Ni métrorrhagie, ni leucorrhée. A cause du développement de la tumeur, la malade se décide à consulter. Elle entre le *3 juillet 1893.*

État actuel. — Bon état général. Pas d'amaigrissement. Ses douleurs abdominales sont moins vives qu'au début. Douleurs lombaires assez fortes. Mictions fréquentes, urines normales. Pas de constipation. Jamais d'autre maladie.

On constate par le palper abdominal une tumeur volumineuse implantée sur le fond de l'utérus. Cette tumeur est remarquablement irrégulière ; on trouve toute une série de prolongements, de volumineuses bosselures. La tumeur est en rapport intime avec le col utérin. *Par le toucher*, dans le cul-de-sac postérieur, on sent un prolongement de la tumeur qui bombe dans le vagin, mais est indépendante de la partie basse de la face postérieure de l'utérus.

Diagnostic. — Fibrome du fond de l'utérus. Pas d'ascite.

Opération. — Incision longue pour donner issue à la tumeur. Pas d'adhérences. La tumeur est facilement attirée au dehors, et tandis qu'on la soulève, M. Bouilly place facilement un tube en caoutchouc sur l'utérus, après avoir au préalable par quelques coups de bistouri détaché la vessie et achevé le décollement avec les doigts. Section du pédicule utérin. Cautérisation et toilette du pédicule. On le rentre dans le ventre. Suture de la paroi en un seul plan.

Poids du fibrome : 3,200 grammes.

Suites opératoires. — Bonnes. Malade quitte l'hôpital le 31 août 1893.

Observation 12.

Augustine D..., 46 ans, ménagère. Lit n° 7.

Antécédents. — Réglée à 12 ans 1/2, régulièrement, peu abondamment. N'a été normalement réglée qu'à l'âge de 28 ans. Pas d'enfants, 3 fausses couches. A la suite de la dernière fausse couche (il y a treize ans), la malade a eu des métrorrhagies qui ont duré 3 mois. Il y a 4 ans, ayant de fortes ménorrhagies depuis un an, elle a consulté le Dr Ch... qui lui fait une laparotomie. Les pertes ont diminué, mais n'ont pas complètement cessé. La tumeur a continué à augmenter. Troubles dyspeptiques assez prononcés. Les pertes l'ont beaucoup anémiée (quoiqu'elle ne perde pas depuis huit mois). La malade entre à Cochin le 18 décembre 1893.

État actuel. — Mauvais état général, fatigue très grande. On constate un fibrome volumineux qui remonte à un travers de doigt au-dessus de l'ombilic. Le fibrome est régulièrement arrondi, mou. Il est implanté sur le fond de l'utérus ; on ne sent pas de prolongements dans les culs-de-sac vaginaux. Souffle anémique cardiaque. Urines normales.

Opération, le 23 décembre 1893. — Laparotomie. Éventration au niveau de l'angle supérieur de l'ancienne incision. La nouvelle dépasse l'ombilic. La tumeur soulevée, on place facilement un tube de caoutchouc à sa base, comprenant les ligaments larges sur les parties latérales. Section au bistouri de la tumeur. Toilette du moignon qui est rentré dans le ventre. Au moment de refermer on constate un léger suintement au niveau du ligament large gauche qui a été déchiré par le tube de caoutchouc.

Ligature à la soie. Fermeture du ventre. Crins de Florence.

Poids de la tumeur : 2,300 grammes. Castration incomplète à droite. Persistance d'un débris d'ovaire (ce qui expliquait la persistance des hémorrhagies).

Suites opératoires. — Bonnes. Au bout de 20 jours, il se fait un petit abcès à la partie inférieure de la cicatrice. Pansement humide pendant quelques jours. La malade sort en bon état le 29 janvier. Pas d'élimination de la ligature élastique.

Observation 13.

Joséphine P..., 48 ans, blanchisseuse. Lit n° 9.

Antécédents. — Réglée à 14 ans, abondamment. 4 accouchements normaux. Pas de fausse couche. En 1882, souffrant du ventre, elle va consulter, et on lui dit qu'elle a une tumeur fibreuse. En 1889, elle entre à Lariboisière pour des pertes abondantes, et on lui enlève un polype fibreux sphacélé. Il y a 6 mois, elle fut de nouveau opérée pour un polype (?). Elle entre pour des douleurs rénales et abdominales le 10 octobre 1893.

État actuel. — Douleurs expulsives, douleurs abdominales en ceinture très vives. On lui constate un utérus volumineux ; col mou, dilaté, et le doigt introduit dans la cavité cervicale sent un fibrome saillant dans la cavité utérine. Métrorrhagies. Écoulement d'un liquide séro-sanguinolent. *Diagnostic : fibrome à évolution sous-muqueuse. Myomectomie.* Incision des parties latérales du col ; résection de la lèvre antérieure; morcellement intra-utérin d'un fibrome mou, vasculaire, friable. Curettage ; tamponnement à la gaze iodoformée. Bonnes suites opératoires.

Cependant on constate qu'un fibrome du fond et de la partie latérale gauche de l'utérus s'accroît assez rapidement. Tumeur molle donnant l'idée d'un cystofibrome. En raison de l'accroissement rapide, des douleurs et des métrorrhagies qui persistent quoique peu abondantes M. Bouilly, se décide à intervenir d'une façon plus radicale.

Opération, 14 novembre 1893. — *Hystérectomie abdominale.* Plan incliné Opération laborieuse. Une trompe kystique adhérente à la corne gauche de l'utérus est ponctionnée; liquide citrin. L'utérus fibromateux, adhérent aux organes voisins et en particulier aux annexes, est libéré de ses adhérences. Extirpation des annexes. Pédiculisation de l'utérus. Adhérences très fortes à *la vessie qui présente un diverticule étalé sur le fibrome.* Déchirure de la vessie en la décollant avec les doigts; 8 points de suture à la soie fine. L'utérus est ainsi libéré et pédiculisé. Tube de caoutchouc maintenu par une soie; section du fibrome. Le pédicule est laissé à l'extérieur, maintenu par une broche. Mèche de gaze iodoformée placée en avant de l'utérus au niveau de la suture vésicale. Le 9e jour, réduction du pédicule. Au bout de 15 jours, toute la portion mortifiée du pédicule située au-dessus du tube de caoutchouc est enlevée. Le bourgeonnement se fait rapidement. La guérison est retardée par une phlegmatia alba dolens du membre inférieur droit qui dure 3 semaines.

La malade encore pâle, mais en bon état général, quitte l'hopital le 6 février 1894.

OBSERVATION 14. (Communiquée par M. le Dr BOUILLY.)

Mme de Q..., 39 ans, mère de 2 enfants, m'est adressée par le Dr Rendu pour une volumineuse tumeur de l'abdomen qui a été prise pour un kyste de l'ovaire, et qui remonte à deux travers de main au-dessus de l'ombilic; elle est lisse, régulière, nullement fluctuante et se continue nettement avec l'utérus dont le col suit les mouvements imprimés à la tumeur. Il n'y a jamais eu d'hémorrhagie; la tumeur s'est développée d'une façon très appréciable surtout depuis un an, et a attiré l'attention par son accroissement considérable et par une détérioration marquée de l'état général. Il n'y a aucune hésitation sur la conduite à tenir et l'opération s'impose.

Laparotomie. — Maison de santé de la rue Blomet (Dr Rendu), le 30 novembre 1893.

Hystérectomie supra-vaginale avec application d'un lien élastique enroulé 2 fois sur le corps utérin aussi bas que possible, après décollement de la vessie. Toilette du pédicule; réduction; pas de drainage. Suture de la paroi à la soie par un premier plan de suture comprenant le péritoine, le muscle et l'aponévrose; 2e plan superficiel au crin de Florence.

Poids du fibrome, 4 kil. 500.

Suites simples; un léger état fébrile persista assez longtemps après l'opération, et ne put être expliqué que par l'infection des fils de soie qui furent éliminés dans la suite. Du côté du ventre et du petit bassin, il ne se passa aucun phénomène insolite.

J'ai revu cette malade tous les ans depuis son opération; sa santé est parfaite. Environ 6 mois après l'intervention, elle eut pendant quelques jours des flueurs blanches d'apparence purulente; je crus à l'élimination du caoutchouc, il n'en fut rien. Les pertes s'arrêtèrent sous l'influence de quelques injections au sublimé et ne reparurent pas. Il n'y eut jamais tendance à l'élimination du lien élastique.

Revue le 4 juin 1897. État de santé absolument parfait.

Aucune manifestation du côté du moignon utérin.

OBSERVATION 15. — *Fibrome utérin. Hystérectomie abdominale avec pédicule perdu. Extirpation plus tard du pédicule par la voie vaginale.* (Communiquée par M. le Dr BOUILLY.)

Mme Mar..., 46 ans. Début du fibrome il y a environ 3 ans, quand cette malade vient me consulter pour la première fois vers le mois de juillet 1893.

A ce moment, dénutrition générale, amaigrissement, douleurs abdominales vives, grande gêne de la marche, règles abondantes et prolongées. D'après le dire de la malade, le fibrome a beaucoup augmenté depuis 6 mois environ, et surtout est devenu le siège de douleurs, avec troubles très marqués de la santé générale. Il est convenu que si la tumeur reste douloureuse et ne subit pas d'arrêt, elle sera enlevée dans quelques mois. En octobre de la même année, il n'y a aucune amélioration et la malade est décidée à se faire opérer.

L'opération est pratiquée le 10 octobre, à la maison de santé de la rue Blomet, et consiste dans une hystérectomie abdominale supra-vaginale avec pédicule étreint au caoutchouc et réduit dans l'abdomen. La section de l'utérus porte vers le fond de l'organe. Le fibrome remontait jusqu'à l'ombilic et dépassait de chaque côté la ligne médiane de plus d'un travers de main; il était régulier, interstitiel, du volume d'une grossesse de 4 à 5 mois, du poids de 1,750 gr. Il se trouvait élevé et inaccessible au-dessus des culs-de-sac vaginaux.

Suites opératoires. — Extrêmement simples. Réunion de la paroi par première intention. Sortie de la maison de santé au bout d'un mois, assez faible, mais n'ayant plus aucun symptôme du côté de l'abdomen.

Elle revient me trouver en avril 1894, se plaignant de souffrir pendant la marche du côté gauche, et d'avoir des règles qui sont restées régulières et abondantes. Néanmoins et en dépit de chagrins domestiques sérieux, elle présente un état général infiniment meilleur que celui qui existait avant l'opération. On constate à l'examen : 1° une paroi abdominale parfaite au niveau de la ligne de réunion; 2° par le toucher et le palper, on sent sur le bord gauche du moignon utérin, au-dessus du cul-de-sac gauche, une petite masse du volume environ d'un petit œuf de pigeon, rénitente, très douloureuse à la pression. Il est difficile d'atteindre sur la ligne médiane le haut du pédicule qui paraît petit. Le col est normal; mais il n'a pas subi de diminution ni de rétraction jusqu'au niveau des culs-de-sac, comme dans l'atrophie ménopausique de l'utérus.

Je pense donc que dans la première opération l'ovaire gauche n'a pas été enlevé, qu'il est resté au-dessous du lien de caoutchouc et qu'il est devenu enflammé et douloureux.

La malade ayant de violentes douleurs dans ce côté gauche, et ne pouvant presque plus marcher, elle demande avec insistance qu'on la débarrasse de cette cause de gêne et de douleurs. Il me semble légitime de ne pas lui refuser cette intervention que je crois devoir être simple. Le lien de caoutchouc a été parfaitement toléré, il n'a jamais donné lieu à aucun écoulement ni à aucune apparence d'élimination.

Opération, 28 juin 1894 (rue Blomet). — *Hystérectomie vaginale par morcellement.* — Incision circulaire des culs-de-sac, décollement de la vessie à coups de ciseaux poussés aussi loin que possible. Plus haut il est impossible de nettement retrouver un cul-de-sac péritonéal antérieur; il faut sectionner à coups de ciseaux des adhérences solides qui confondent la face antérieure de la portion sus-vaginale du col avec le péritoine épaissi. Il est facile de s'assurer par cette dissection que la portion d'utérus laissée après la première opération est beaucoup plus considérable qu'on n'aurait pu le supposer. Elle mesure certainement 8 à 10 centimètres et est renflée et élargie à sa partie supérieure et surtout à gauche. En ce point, il est facile de sentir dans le tissu utérin *un noyau fibromateux* qui avait été pris pour l'ovaire gauche dégénéré et augmenté de volume. Section médiane de l'utérus poussée aussi haut que possible. Néanmoins l'utérus, ou mieux ce qui reste de l'utérus, ne s'abaisse que très difficilement. Il est nécessaire d'enlever par morcellement le fibrome du volume d'un gros œuf de pigeon situé dans le bord gauche du pédicule utérin. L'abaissement est encore très insuffisant; le tissu de l'utérus paraît très épaissi dans la partie postérieure de la portion sus-vaginale du col. Je fais alors la section médiane totale (section Müller-Quénu). Il est possible d'attirer chaque moitié de l'utérus et de mettre d'abord une pince sur le ligament large gauche.

Hémostase facile et complète. En attirant la moitié droite de l'utérus, on amène l'ovaire droit et la trompe ; ils sont pédiculisés et une pince est fixée au-dessous d'eux et sur le ligament large droit. Section. Deux pinces en tout. L'hémostase est facile et paraît complète. Sur la moitié gauche de l'utérus, on retrouve 2 fils de soie en parfait état de conservation, qui ont dû être posés sur les annexes gauches. On ne retrouve pas le tube en caoutchouc du pédicule.

Cette extirpation du moignon utérin a été assez laborieuse, plus difficile que celle d'un utérus complet de même volume. Pas d'incident opératoire. Durée : 15 à 20 minutes. L'hémostase est complète au moment du pansement. Mais, une heure après, une certaine quantité de sang s'écoule par la vulve sous forme de suintement. Compression prolongée avec un tampon pressant sur le tamponnement vaginal. Il n'y a aucun phénomène inquiétant ; le pouls est bon, pas de tendance à la syncope. 2 injections sous-cutanées d'éther et 2 de caféine remontent complètement la malade. Suites éloignées normales.

Observation 16.

Ernestine-Anne Ch..., 50 ans, infirmière. Entre le 10 mai 1894. Salle Velpeau, n° 8.

Antécédents. — Réglée à 18 ans et demi. Leucorrhée abondante il y a deux ans.

En janvier 1893, hémorrhagie qui dure 12 jours. Depuis lors, menstruation irrégulière. Hémorrhagies depuis janvier 1894. État général assez bon.

Examen local. — Tumeur volumineuse qui remonte à trois travers de doigt au-dessus de l'ombilic. Matité à la percussion. Sonorité dans la région des flancs.

Col repoussé en avant. Culs-de-sac libres.

Opération, le 15 mai 1894. — Laparotomie. Poids du fibrome, 2,450 grammes. Ligature du pédicule par un tube de caoutchouc. Ablation de la tumeur. Le pédicule est touché au thermocautère et saupoudré d'iodoforme. Annexes kystiques. Suture de la paroi en un seul plan au crin de Florence.

Suites opératoires. — Le 22 mai, se déclare une *phlébite* au membre inférieur gauche; le 24, le membre inférieur droit est pris à son tour.

Mort le 26 mai.

Observation 17.

M..., 45 ans. Entre le 10 janvier 1894, salle Velpeau, lit n° 2.

Antécédents. — Réglée à 17 ans. Mariée à 27. Trois enfants. Bonnes couches.

Santé générale bonne, menstruation régulière.

Le début de la maladie actuelle remonte à cinq ans. Depuis cette époque le ventre a grossi et augmenté progressivement de volume. Pas de douleurs abdominales, mais pesanteur pelvienne. Pas d'amaigrissement.

Ventre augmenté de volume, saillant. Pas de saillie de la cicatrice ombilicale. Tumeur remontant jusqu'à l'épigastre, mobile fluctuante par places. *Coup de hache rétro-pubien.* Toucher vaginal négatif, col très remonté.

19 janvier. Laparotomie. Énorme fibrome utérin. Hystérectomie abdominale, pédicule perdu avec lien de caoutchouc. *Tumeur d'aspect colloïde.*

Le 26. Ablation des fils. Réunion parfaite.

Deux jours après, sous l'influence des efforts de toux, la plaie s'ouvre complètement, et sous le pansement, on trouve tout le tablier épiploïque dehors. M. Bouilly le rentre et fait une nouvelle suture. La malade succombe le surlendemain après avoir présenté des signes de septicémie péritonéale.

Observation 18.

Anne-Désirée C..., 35 ans, gantière. Entre le 12 février 1894, n° 28, salle Velpeau.

Antécédents — Mère morte à 48 ans d'une affection abdominale qui dura environ six mois et qui fut accompagnée de pertes abondantes.

Apparition des règles à 12 ans. Viennent régulièrement et ne durent que 2 jours.

Mariée à 22 ans. Accouchement neuf mois après. Délivrance laborieuse. Depuis, leucorrhée abondante. Il y a six mois, la malade remarque que son ventre grossit; sensation d'une tumeur mobile nettement perçue par la malade. Depuis trois mois, métrorrhagies abondantes. *Diagnostic* : fibrome utérin.

Opération, le 17 février. — Laparotomie, section des ligaments larges, entre deux pinces courbes.

Pédiculisation de la tumeur. Application du tube de caoutchouc sur le fibrome.

Cautérisation du pédicule qui est abandonné dans le ventre. Fermeture de la paroi : 2 plans aux crins de Florence.

Suites opératoires. — Bonnes. Quitte l'hôpital le 5 avril 1894.

OBSERVATION 19.

Hélène V..., 29 ans. Entre le 17 mars 1894, salle Velpeau, lit n° 22.

Antécédents. — Bien portante jusqu'à la maladie actuelle. Réglée à 12 ans. Toujours bien. Un seul accouchement, normal, il y a cinq ans.

Il y a un an, augmentation des règles comme durée et abondance. Le ventre commence alors à grossir. Pas de troubles de la miction. Accroissement rapide du ventre dans les six derniers mois.

Examen à l'entrée. — Tumeur dure très mobile latéralement, remonte au-dessus de l'ombilic. Mouvements de la tumeur sont facilement transmis au col utérin. Cul-de-sac antérieur effacé. Utérus en rétroversion et latéro-déviation gauche. Cavité utérine : 11 centim.

Opération, le 31 mars. — Laparotomie. Fibrome volumineux (poids, 2,700 gr.) ayant son point de départ sur le fond de la cavité utérine qui pénètre dans le pédicule. Excision du fibrome, après ligature élastique du pédicule, cautérisation du moignon, 2 ligatures sur les ligaments larges. 2 plans de fermeture de la paroi.

Ablation des fils le 7 avril.

Suppuration de la paroi. La malade quitte l'hôpital le 22 mai.

OBSERVATION 20. — *Hydrorrhée péritonéale.* (Communiquée par M. le Dr BOUILLY.)

Mme W... 52 ans. Je suis appelé près de cette malade par le Dr Hutinel qui la soigne depuis longtemps ; elle est atteinte d'un énorme fibrome existant depuis quinze à vingt ans, ayant subi toute espèce de traitement et ayant considérablement augmenté dans ces dernières années et surtout dans ces derniers mois. En effet la tumeur est devenue en partie kystique et fluctuante dans sa partie supérieure ; elle remplit tout l'abdomen et arrive jusqu'à l'épigastre.

Depuis trois mois, Mme W... est tout à fait malade, atteinte d'un état de *péritonite subaiguë*, avec vomissements, fièvre, dénutrition générale, et production très appréciable d'une certaine quantité d'ascite. Je suis appelé à voir cette malade au moment d'une nouvelle poussée péritonéale, et malgré la gravité de l'opération, je n'hésite pas à conseiller une intervention immédiate comme l'unique chance de salut. C'est également l'avis de M. Hutinel.

Opération à la maison de santé de la rue Blomet, le 28 mars 1894 (Dr Hutinel). — Malgré le volume énorme de la tumeur et après évacuation d'une certaine quantité de liquide par un gros trocart, l'opération est simple. Le pédicule est lié avec un gros fil de caoutchouc comme à l'habitude et réduit dans l'abdomen. On évacue aussi 4 à 5 litres d'ascite avec des flocons fibrineux. Pas de drainage.

La température commence à s'élever à partir du 5 avril, et je perçois dans les jours suivants une tuméfaction dans le cul-de-sac postéro-latéral gauche, fluctuante, un peu douloureuse, que je crois être une accumulation de sérosité simple ou purulente dans le cul-de-sac postérieur.

Le 12 avril, *incision du cul-de-sac postérieur* : au lieu de trouver une collection séreuse ou péritonéale, je reconnais que la tuméfaction est formée par *un kyste de l'ovaire* du volume d'un gros poing d'adulte, qui n'a pu être vu au cours des manœuvres de l'hystérectomie.

Il est vidé de son liquide qui est clair et nullement altéré, amené à l'extérieur et une pince est mise sur son pédicule.

Cette intervention ne fait tomber la température que d'une façon temporaire ; la fièvre remonte vite, l'aspect général devient mauvais. L'abdomen se tend et donne la sensation d'un liquide retenu dans le péritoine, et le 16 avril, je fais sauter toute la réunion de la partie inférieure de l'incision cicatrisée depuis longtemps. Il s'écoule par cette brèche une quantité énorme de sérosité louche amassée dans le péritoine ; à partir de ce moment tout danger fut conjuré ; mais il s'établit par la plaie abdominale un écoulement incessant de liquide séreux, d'apparence et d'odeur urineuses, qui me firent croire qu'il y avait une fistule vésicale, avec d'autant plus de raison que la quantité de liquide excrété par la vessie était réduite presque à rien.

C'est cette malade dont M. Monod a rapporté l'observation au Congrès de chirurgie de 1896, dans sa communication sur l'*hydrorrhée péritonéale*.

Après diverses péripéties, cette malade guérit complètement, au point qu'un an après son opération, elle pouvait faire de la bicyclette avec ardeur. Jamais il n'y a eu aucun écoulement par le vagin, et jamais il n'y a eu la moindre apparence d'élimination du tube, ni par le vagin, ni par la plaie abdominale.

La guérison a été parfaite.

Le fibrome contenait environ 3 litres de liquide sirupeux, et la portion solide pesait 6 kil. 250.

Observation 21. (Communiquée par M. le Dr Bouilly.)

Mlle X..., 32 ans, cliente du Dr Lacaille.

Vierge, bien portante, sans aucun antécédent pathologique.

Apparition d'une tumeur abdominale il y a environ 5 ans, beaucoup plus marquée depuis 3 ans, à développement rapide depuis cette époque.

Nombreuses séances d'électrisation sans aucun résultat sur la marche de la tumeur.

Au contraire, dans les 6 derniers mois, celle-ci semble avoir augmenté dans des proportions considérables et avec une grande rapidité. Les règles sont régulières et sans exagération. L'état de la malade est bon, seulement depuis quelque temps il y a dans le ventre de la gêne et même de la douleur. Pas de troubles de la miction, ni de la défécation. La malade a l'apparence d'une femme enceinte de 7 à 8 mois.

La tumeur est à un grand travers de main 1/2 au-dessus de l'ombilic ; elle déborde largement la ligne médiane à droite et à gauche ; elle est dure, régulière, peu douloureuse, et a tous les caractères ordinaires du fibrome. En bas, elle commence à environ 2 travers de doigt au-dessus du pubis et parait surtout développée aux dépens du fond de l'utérus. Elle est légèrement mobile transversalement et de bas en haut. Le toucher fait constater que le col est petit, très élevé et les culs-de-sac libres et non douloureux. L'indication est formelle de pratiquer l'hystérectomie abdominale.

Opération, le 2 août 1894, à la rue Blomet (Dr Lacaille). — Chloroforme difficile, la malade s'endort péniblement et se réveille avec la plus grande facilité. Incision jusqu'à 3 travers de doigt au-dessus de l'ombilic. Résection d'une portion de la cicatrice ombilicale. Attraction facile de la tumeur à l'extérieur. Fermeture immédiate de la partie supérieure de l'incision, pour prévenir l'issue de l'intestin grêle qui a grande tendance à sortir.

Le tube de caoutchouc peut être placé très bas, au-dessous des ovaires et des trompes, embrassant en masse l'insertion des ligaments larges qui sont minces, et après dissection préalable du péritoine à la face antérieure et inférieure de utérus, pour éloigner la vessie. Section de la masse à 4 centim. environ au-dessus du tube. Le pédicule, gros, renferme au-dessous de la masse principale 4 à 5 fibromes secondaires gros comme des œufs de poule, et qui sont énucléés à coups de ciseaux. Après cette ablation, le pédicule est très diminué de volume et est réduit à la largeur de 2 centim. et demi à 3 centim. environ. La muqueuse de la cavité utérine est excisée au bistouri, et largement thermo-cautérisée ; le reste du moignon est également passé au thermo-cautère, et légèrement saupoudré d'iodoforme. L'hémostase est parfaite, il n'est presque pas tombé de sang dans l'abdomen. Le moignon est réduit dans l'abdomen avec son tube. Le vagin étant très étroit et peu extensible, j'abandonne ma première idée d'enlever le moignon par la voie vaginale. L'abdomen est fermé par de nombreuses sutures au crin de Florence en un seul plan.

Durée totale de l'opération : 1 heure.

La tumeur est un fibrome pur, dur, développé dans la partie supérieure et le bas-fond de l'utérus. Au-dessous de la tumeur principale se trouvent des fibromes secondaires, au milieu desquels la section de l'utérus a porté, et *qui ont été énucléés secondairement du moignon.*

L'ovaire gauche est augmenté de volume et transformé en un kyste sanguin L'ovaire droit est volumineux et aplati par compression ; il parait sain.

Les trompes ne présentent pas d'altérations.

Suites opératoires. — Simples. La malade guérit sans aucune complication et sort de la maison de santé dans le courant de septembre. La malade a été revue plusieurs fois ; il n'y a jamais eu d'apparence d'élimination du caoutchouc.

Observation 22. — *Fibrome volumineux à développement rapide. Hystérectomie abdominale avec ligature élastique perdue. Elimination du caoutchouc par le vagin au bout de 8 mois.* (Communiquée par M. le Dr Bouilly.)

Mme H..., 28 ans, mariée depuis 2 mois, m'est adressée par le Dr Klein pour une volumineuse tumeur abdominale qu'à première vue on pourrait prendre pour une grossesse de 6 mois. La tumeur était très peu accentuée au moment du mariage. Depuis cette époque, c'est-à-dire très rapidement, en deux mois, elle a pris un développement excessif; mais il est permis de croire qu'elle était déjà appréciable avant ce moment. C'est son développement excessif et rapide qui a attiré l'attention, car le néoplasme est peu douloureux et ne détermine aucune perte. Après m'être soigneusement assuré qu'il n'y avait pas une coïncidence de grossesse, et qu'il s'agissait d'un fibrome pur à marche suraiguë, je proposai l'opération radicale comme le seul moyen à conseiller en pareil cas.

L'*opération* fut pratiquée à la maison de santé de la rue Blomet (Dr Klein), le 10 novembre 1894.

Manœuvres ordinaires de ligature de la partie supérieure des ligaments et de leur section, de décollement de la vessie, d'application du lien élastique, d'amputation supra-vaginale de l'utérus; toilette de la cavité cervicale et de la surface du pédicule; réduction du pédicule sans drainage.

Suites extrêmement simples, guérison rapide.

Le fibrome pesait 4 kil. 550.

La malade vient me voir 8 mois après son opération, le 27 juillet 1895, pour me demander si elle reverra ses règles, et me dire que depuis quelques jours elle perd en blanc-jaune. Je la touche et je trouve le lien de caoutchouc libre dans la partie supérieure du vagin. Rien ne m'est plus facile que de l'accrocher avec le doigt et de l'amener à l'extérieur. Deux jours après, la sécrétion était tarie.

L'élimination du caoutchouc s'est faite sans aucun phénomène inflammatoire ni douloureux; elle n'a été marquée que par l'apparition de pertes purulentes. J'ai su depuis que cette malade n'avait eu aucun incident fâcheux dans sa santé.

Observation 23. (Communiquée par M. le Dr Bouilly.)

M. B..., Espagnole, 41 ans, mère d'un étudiant en médecine; début probable de la maladie il y a 6 ou 7 ans; depuis cette époque, règles toujours très abondantes; mais depuis deux ans, les ménorrhagies sont si considérables et si prolongées que la malade est réduite à un véritable état d'invalidité; l'*anémie est extrême;* la malade est absolument décolorée, légèrement bouffie.

Le fibrome remonte jusqu'à quatre travers de doigt au-dessus de l'ombilic; sur les côtés il envahit largement les fosses iliaques.

Par le toucher, il parait haut situé et ne fait pas de relief dans les culs-de-sac. *Hystérectomie abdominale*, à la maison de santé de la rue Blomet, le 17 juin 1895, par le procédé ordinaire de l'amputation supra-vaginale avec ligature élastique perdue; toilette et thermo-cautérisation du pédicule. Réunion sans drainage.

Suites opératoires. — Simples. Réunion par première intention.

Le fibrome pèse exactement 4 kilos.

J'ai eu plusieurs fois des nouvelles de cette malade par son fils, étudiant en médecine ; il n'y a jamais eu apparence d'élimination du lien élastique. La malade est restée longtemps faible et languissante, et a présenté pendant quelque temps un peu d'albumine dans les urines.

Je n'ai pas opéré beaucoup de malades *dans un état aussi prononcé d'anémie*, néanmoins la guérison s'est faite sans aucun incident.

Observation 24. (Communiquée par M. le Dr Bouilly.)

Mme St..., 48 ans, Roumaine, femme amaigrie, grande, venue en France pour se faire opérer d'un fibrome qu'elle sait avoir depuis une dizaine d'années, mais qui depuis deux ans a pris des proportions telles que la malade en est très incommodée. La tumeur, qui avait été longtemps stationnaire comme marche et comme volume, a pris depuis un an environ un tel développement qu'elle remonte maintenant très près de l'épigastre, détermine des phénomènes de compression douloureuse du côté de l'estomac qui est souvent tourmenté par des vomissements, et cause dans le ventre et les reins une sensation de gène et de lourdeur qui rendent la marche presque impossible. Dans les côtés, la tumeur s'étend régulièrement jusqu'aux flancs. Les règles sont régulières, sans s'être jamais accompagnées de véritables pertes.

11 juillet 1895. *Hystérectomie abdominale ;* amputation supra-vaginale de l'utérus, après ligature des portions supérieures des ligaments larges et dissection d'un lambeau péritonéal antérieur avec isolement de la vessie, et application ordinaire du lien élastique. Toilette et thermo-cautérisation de la cavité cervicale ; poudre d'iodoforme.

Suites opératoires. — Simples. Réunion par première intention. La malade repart en Roumanie le 15 août. La santé est devenue excellente, et jamais il n'y a eu la moindre apparence d'élimination du caoutchouc. Le fibrome pesait 6 kilos.

Observation 25.

Emilie L..., 41 ans, femme de chambre. Entre salle Velpeau, n° 29, le 14 juin 1895.

Antécédents — Pneumonie à 14 ans, fièvre typhoïde à 23 ans. *Phlébite variqueuse* de la jambe gauche il y a 4 ans.

Réglée à 13 ans, la menstruation a toujours été normale. Jamais d'accouchement ni d'avortement.

Début de la maladie il y a 5 mois par une ménorrhagie. Depuis le mois de janvier 1895, les règles durent huit jours chaque fois sans s'accompagner de douleurs, mais sont suivies de leucorrhée abondante qui ne cesse que 5 ou 6 jours avant les règles suivantes. Etat général excellent ; légère décoloration des téguments.

Depuis 5 mois, mictions très fréquentes.

État local. — Au toucher, il est difficile d'atteindre le col, remonté très haut et plaqué contre la face postérieure de la symphyse pubienne. Par la palpation de l'abdomen, on sent une tumeur médiane, arrondie, dure, remontant jusqu'à deux travers de doigt au-dessous de l'ombilic. Cette tumeur donne à la percussion une matité absolue. Elle est directement sous la paroi sans la moindre interposition d'anses intestinales. Par le palper et le toucher combinés, on ne sent rien du côté des annexes, mais il est facile de se rendre compte, par ce mode d'exploration, que la tumeur abdominale fait corps avec l'utérus, car les mouvements communiqués à l'un se transmettent à l'autre et réciproquement. L'hystérométrie est impossible à pratiquer à cause de l'étroitesse du vagin et de la vulve, et de la situation élevée du col.

Diagnostic. — Fibrome utérin.

Opération, le 22 juin 1895. — Hystérectomie abdominale.

Petite incision abdominale. La tumeur non adhérente est facilement attirée au dehors. Elle est surmontée de deux prolongements, dont l'un situé en haut et à droite, l'autre à la partie antérieure, comprimant la vessie.

Ligature élastique perdue du pédicule, suivant la méthode d'Olshausen, après avoir lié préalablement la partie supérieure des deux ligaments larges qu'on excise ensuite au ras de la tumeur. Ablation de cette dernière.

Evidement du centre du pédicule de façon à bien abraser la muqueuse utérine, puis cautérisation au thermo-cautère. Suture à 2 étages de la paroi : l'un profond séro-musculaire au catgut ; l'autre superficiel au crin de Florence.

Pansement à la gaze iodoformée.

Examen des pièces. — Poids : 1,150 grammes. Tumeur sphérique, sur laquelle s'implantent les deux fibromes secondaires signalés au cours de l'opération.

La cavité utérine, dilatée et admettant facilement l'index, occupe la face postérieure de la tumeur. Cette cavité mesurait approximativement 13 centimètres. Le fibrome s'est développé dans la paroi antérieure de cette cavité. Une section médiane de tout le néoplasme nous montre en effet un fibrome interstitiel développé dans la paroi antérieure de l'utérus, et composé de deux grands lobes entourés de tissu séreux, assez facilement énucléables, sauf en certains points (vers le fond de l'utérus) où le tissu séreux, périfibromateux, se sclérose et rend la tumeur solidement adhérente au reste du tissu utérin.

Suites opératoires. — Phlébite variqueuse de la jambe gauche depuis le 25 juin (même affection il y a 4 ans, voir antécédents), guérie en 3 semaines.

La malade sort guérie le 29 juillet, et part en convalescence pour le Vésinet.

Observation 26.

Marie B..., 42 ans. Entre le 5 juillet 1895, salle Velpeau, lit n° 25.

Antécédents. — Réglée à 16 ans, normalement. Mariée à 20 ans. Trois accouchements normaux. Suites excellentes. Jamais de fausse couche. Pas de leucorrhée. Règles toujours normales jusqu'en 1891.

Début de la maladie. — En 1891, les règles, tout en ne durant que 3 ou 4 jours, sont cependant devenues beaucoup plus abondantes. La malade n'a jamais éprouvé de douleurs et ne s'est aperçue de l'augmentation de volume de son abdomen que il y a environ 18 mois. Dans ces derniers temps, elle éprouvait parfois une sensation de lourdeur dans le bas-ventre, mais la menstruation s'était à peine modifiée ; les règles duraient peut-être un jour de plus avec perte plus abondante de caillots. Dans l'intervalle des règles tout rentrait dans l'ordre. Le mois de juin 1895 seul a fait exception ; ce mois-là, la malade déclare avoir été deux fois réglée.

Etat actuel. — Constipée de temps à autre. Appétit excellent. Mictions fréquentes ; urines non albumineuses. Malade très amaigrie, à facies terreux, traits tirés.

Etat local. Palper et toucher combinés montrent que les annexes ne sont nullement en cause. On trouve une tumeur volumineuse aussi grosse qu'une tête de fœtus à terme, dure, régulièrement arrondie, remontant à 2 travers de doigt au-dessous de l'ombilic, et faisant corps intimement avec le fond de l'utérus, dont le col se trouve un peu remonté. Hystérométrie : cavité utérine de 12 centimètres.

Cette tumeur est mobile, et les mouvements qu'on lui imprime à travers la paroi abdominale se transmettent intégralement au col.

Opération, le 8 juillet 1895. — Laparotomie médiane allant de l'ombilic au pubis.

Enucléation facile de la tumeur dépourvue partout d'adhérences. Ligature en chaîne des deux ligaments larges. Traitement élastique du pédicule par la méthode d'Olshausen. Excision du fibrome. Puis la muqueuse utérine étant fortement cautérisée au thermo vers le centre du pédicule, ce dernier est abandonné dans la cavité abdominale. Suture de la paroi à deux étages. Pansement à la gaze iodoformée.

Examen du fibrome. — Poids, 1,200 grammes. Interstitiel, développé dans l'épaisseur du fond de l'utérus. Régulièrement arrondi. Une section médiane montre dans son intérieur deux kystes sanguins. L'un, récent, renferme environ 200 grammes de sang fluide et noirâtre ; une fois vidé, il laisse voir, implantée sur sa paroi, une masse blanchâtre et molle, grosse comme une mandarine, et qui offre extérieurement tous les caractères du sarcome embryonnaire.

Examen histologique. — Mais vue au microscope, cette masse pseudo-sarcomateuse paraît uniquement formée de fibres conjonctives et élastiques, dans l'interstice desquelles on voit de nombreux îlots ovalaires de pigment sanguin.

Ces ilots hématiques offrent des dimensions différentes allant de 18 à 36 μ. Çà et là on voit quelques grêles faisceaux composés de fibres musculaires lisses d'aspect parfaitement normal. En somme : fibrome presque pur à mailles conjonctives infiltrées de sang en voie de désintégration.

Suites opératoires. — Le lendemain de son opération, cette malade a commencé à avoir un pouls petit, faible et rapide (120 pulsations à la minute).

Le 10, facies abattu ; traits profondément tirés. Le pouls se maintient toujours entre 120 et 125. Le 11, au matin, M. Bouilly défait quelques points de suture et draine l'abdomen au moyen d'une mèche de gaze iodoformée par la partie la plus déclive de la plaie. Le 13 au soir, la malade meurt avec tous les signes d'une septicémie aiguë.

Observation 27.

Constance P..., 41 ans. Entre salle Velpeau, le 26 septembre 1895.

Antécédents. — Réglée à 17 ans. Durée 5 à 6 jours. Mariée à 19 ans. Accouchement un an plus tard. Deuxième accouchement à 26 ans. Troisième grossesse 6 ans plus tard.

Maladie actuelle. — A 36 ans, métrorrhagie qui dura 3 mois. Pertes s'arrêtent pendant quelques jours, puis reparaissent avec plus d'abondance et persistent depuis cette époque. D'où affaiblissement extrême.

Examen local. — Toucher : col dur et abaissé ; en essayant de le soulever, on déplace en masse la totalité de la tumeur abdominale. En imprimant des mouvements latéraux à la tumeur, on sent que le col se déplace dans le même sens.

Par le palper : tumeur remonte au-dessus de l'ombilic, latéralement remplit les fosses iliaques. La main peut s'interposer entre elle et le pubis et sentir nettement une sorte de *coup de hache rétro-pubien.*

Mauvais état général. Anémie très intense.

Opération. — Anesthésie à l'éther. Laparotomie. Incision du péritoine sur la face antérieure, entre les annexes. Ligature et excision de celles-ci entre deux pinces. Incision du péritoine sur la face postérieure. Décollement et refoulement en bas de ce péritoine. Vers la partie la plus inférieure du pédicule, M. Bouilly place une ligature avec un lien élastique. Excision de la tumeur au-dessus. Toilette du moignon, et cautérisation de la muqueuse au thermo-cautère. Le moignon est rentré dans le ventre. 2 plans de suture pour la paroi.

Suites opératoires. — Normales. La malade quitte l'hôpital 1 mois après.

Observation 28.

Marie L..., 65 ans, journalière. Entre le 9 juillet 1895, salle Velpeau, n° 40

Antécédents. — Sa mère serait morte d'une tumeur abdominale.

Réglée à 17 ans, mais une seule fois, car presque immédiatement après elle eut la variole, et ses règles se sont supprimées jusqu'à l'âge de 19 ans. Depuis lors, elle a toujours été réglée, même abondamment. Mariée à 24 ans, elle n'a eu qu'un avortement de 4 mois, au bout de 7 ans. Menstruation a persisté pendant la grossesse.

Maladie actuelle. — Débute à l'âge de 45 ans par des métrorrhagies presque continuelles, peu abondantes dans l'intervalle des règles, plus abondantes avec la menstruation. Cet état se prolonge pendant près de 6 ans, amenant une anémie profonde.

Ménopause à 52 ans. Les pertes s'arrêtent. Le ventre était alors moitié moins développé qu'à l'heure actuelle. Il a continué à diminuer insensiblement jusqu'à l'âge de 62 ans, et la malade n'ayant plus de métrorrhagies aurait pu se croire guérie, quand, il y a deux ans, se sont manifestées des douleurs sur la ligne médiane de l'abdomen, douleurs irradiées à droite, et accompagnées d'une sensation pénible de pesanteur dans tout le bas-ventre. A partir de cette époque, le ventre s'est mis à grossir de nouveau progressivement, au point d'atteindre un volume double de celui qu'il avait au moment de la ménopause. État général assez satisfaisant. Urines non albumineuses. Appétit conservé.

État local. — Tumeur volumineuse et irrégulière, remplissant tout l'abdomen sur la ligne médiane, jusqu'à deux travers de doigt au-dessus de l'ombilic. Elle remplit également le petit bassin, abaissant l'utérus qui paraît très hypertrophié. On trouve le col de ce dernier presque à la vulve.

La tumeur est lobulée, de consistance inégale; elle est mobile avec l'utérus. Placée immédiatement en arrière de la paroi abdominale antérieure, sa forme générale est semi-conoïde, avec fond tourné en haut. Il existe un peu d'ascite sentie par le toucher vaginal.

Diagnostic. — Fibrome volumineux, partiellement dégénéré.

Opération, le 16 juillet. — Laparotomie médiane, dépassant l'ombilic. Il s'écoule d'abord environ un litre de liquide ascitique. La tumeur reconnue libre d'adhérences est rapidement énucléée hors de la cavité abdominale. Le péritoine est décollé en avant, au-dessous de la vessie. Ligature en chaîne de chaque ligament large. Transfixion du pédicule au moyen d'une broche, au-dessous de laquelle M. Bouilly fixe un lien élastique solidement serré et faisant double tour, et dont le nœud est assujetti au moyen d'une ligature à la soie. Puis ce pédicule traité à la Olshausen est excisé au-dessus du lien élastique, et la tumeur est enlevée. Toilette du pédicule (thermo-cautérisation de la muqueuse utérine). Toilette du péritoine. Suture de la paroi à double étage, après abandon du pédicule dans l'abdomen. Pansement iodoformé. Durée de l'opération : 1 heure et demie.

Examen des pièces. — Fibrome développé aux dépens de tout l'utérus. Cavité utérine longue de 15 centim. Lobes secondaires à la surface externe du fibrome. Consistance mollasse. Contient de nombreuses cavités remplies de liquide citrin. En quelques points petits foyers hémorrhagiques anciens. Fibrome multinodulaire dont les divers lobes sont séparés par un tissu conjonctif lâché, infiltré, œdématié, tremblotant comme de la gélatine. Poids dépasse 3,500 gr.

Suites opératoires. — Malade longue à réchauffer après l'opération. Elle reste en état de choc, ne rendant pas une seule goutte d'urine, et meurt le lendemain, 18 juillet.

Observation 29.

Constance P..., 41 ans. Entre le 21 septembre 1895, pavillon Velpeau, n° 38.

Antécédents. — Une sœur morte à 49 ans de métrorrhagies.

Réglée normalement à partir de l'âge de 17 ans. Soignée comme chlorotique de 17 à 19 ans. Mariée à 19 ans. Accouchement un an plus tard. Suites normales. A 26 ans, deuxième accouchement (présentation de l'épaule), suites excellentes. Retour de couches six semaines après. Troisième accouchement à 31 ans.

Les règles sont revenues six semaines encore après ce dernier accouchement, et dans la suite elle a toujours été très bien réglée.

Début de la maladie. — Depuis cinq ans, cette malade déclare avoir toujours eu de l'hydrorrhée trois jours avant et deux ou trois jours après chaque époque cataméniale, dont la durée était normale (4 jours). Jamais les règles n'ont été plus abondantes qu'à l'état normal, seulement cette femme déclare avoir vu apparaître parfois, quelques jours après la cessation de ses règles, de légères métrorrhagies qui duraient de deux à huit jours. Depuis deux ans environ, elle éprouve en outre, quatre à cinq jours avant ses règles, de vraies coliques utérines avec irradiations lombo-abdominales. Ces coliques cessent dès que l'écoulement menstruel se trouve établi. De plus, le ventre ballonné plusieurs jours avant les règles, revient à son volume normal dès le deuxième jour de celles-ci. Vers cette époque, la malade s'est aperçue de l'existence d'une tumeur dure, arrondie, grosse comme le poing et située au-dessus du pubis. Cette tumeur a grossi peu à peu au point d'atteindre à l'heure actuelle le volume d'une tête de fœtus à terme.

Mauvais état général. Anémie profonde. Fonctions digestives normales. Pas de constipation. Pas de difficulté des mictions.

A noter l'existence d'un goitre, surtout développé à droite.

État local. — Palpation. Sous la paroi abdominale, et immédiatement appliquée contre elle, juste au milieu de l'abdomen, avec cependant une très légère inclinaison du fond à gauche, on sent une tumeur dure, arrondie, parfaitement régulière, remontant jusqu'à l'union du tiers supérieur avec les deux tiers inférieurs de la ligne pubio-ombilicale. On peut, en déprimant au-dessus du pubis la paroi abdominale antérieure, qui se prête ici facilement à cet examen, à cause de sa grande flaccidité, pénétrer entre la tumeur et la face postérieure de la symphyse pubienne. La tumeur paraît s'effiler en bas en un pédicule arrondi qui devient progressivement de plus en plus étroit.

Par le palper et le toucher combinés, on tombe sur un utérus faisant absolument corps avec la tumeur précédente, laquelle paraît s'être développée dans son fond. Les deux cul-de-sacs vaginaux, antérieur et postérieur, sont souples. Rien dans les annexes. Au spéculum, on trouve un col plus volumineux qu'à l'état normal.

L'hystéromètre donne 9 à 10 centim. de cavité utérine.

Opération, le 5 octobre 1395. — Anesthésie par l'éther.

Hystérectomie abdominale. Pédicule traité par la méthode d'Olshausen (ligature élastique) et abandonné dans le ventre. Pas d'incident opératoire qui mérite d'être signalé. Suture de la paroi à deux étages. Pansement iodoformé; bien que l'opération ait été faite au deuxième jour des règles, l'hémorrhagie a été insignifiante.

Examen de la tumeur. — Fibrome interstitiel de 800 grammes, inclus dans l'épaisseur du fond de l'utérus. Régulièrement arrondi, dur, blanchâtre, non subdivisé en lobules secondaires. La tumeur bombe dans la cavité utérine qui forme autour d'elle une sorte de sinus circulaire.

Suites opératoires. — Malade très agitée le soir de l'opération. Le lendemain, pouls rapide (110); le 7 au soir, température, 38°. Le 8, température, 38°, langue sèche, pouls petit et rapide toute la journée. Le 9 octobre, même pouls, douleurs abdominales profondes; M. Bouilly enlève les points de suture inférieurs; il s'écoule de l'abdomen un peu de sérosité louche. Drainage de la cavité abdominale à la gaze iodoformée et avec un drain de caoutchouc. Les jours suivants, diarrhée abondante et fétide. Langue sèche et rôtie. Pouls petit et rapide (entre 120 et 140). État typhique très prononcé. A partir du 13 octobre, la malade commence à délirer. A chaque pansement il sort de l'abdomen une abondante quantité de sérosité purulente.

Mort au milieu de ces phénomènes le 16 octobre.

Autopsie, le 18 octobre. — Péritoine rempli de pus. Fausses membranes agglomérant les anses intestinales entre elles. Rien dans les autres viscères. En somme: péritonite purulente.

Observation 30.

Rachel Cl..., 40 ans. Entre au pavillon Velpeau, n° 16, le 27 novembre 1895

Antécédents. — Réglée normalement depuis l'âge de 17 ans. Mariée à 27 ans Pertes blanches depuis son mariage.

Début de la maladie. — Règles plus abondantes depuis six ans. Une métrorrhagie importante d'une dizaine de jours tout à fait au début. Deuxième métrorrhagie sérieuse ayant duré près de vingt-cinq jours, il y a un an. Le développement du ventre a commencé à cette époque.

État actuel. — Douleurs gravatives pendant la marche dans tout le bas-ventre. *Anémie et cachexie extrêmes.*

État local. — Tumeur médiane, à peu près régulière, arrondie, dure, bosselée en certains points de sa surface, et donnant comme volume l'impression d'une grossesse de 5 mois. Cette tumeur, placée en arrière de la paroi, sans interposition d'anse intestinale (matité de tous les points à la percussion), est facilement délimitable par le palper abdominal. Sa consistance est ferme et uniforme : nulle part on ne trouve de fluctuation. Par le palper et le toucher combinés, on tombe sur un col gros entouré de culs-de-sac partout souples Mouvements transmis du col à la tumeur abdominale. Par l'hystéromètre on trouve une cavité utérine de 15 centimètres, ne paraissant déviée dans aucun sens. Dans le cul-de-sac latéral gauche, on sent, en le déprimant fortement, de petites tumeurs fibreuses.

Opération. — Hystérectomie par la voie abdominale, le 10 décembre 1895.

L'incision dépasse l'ombilic. Pas d'incident opératoire. Opération très simple. Dissection du péritoine autour du segment inférieur du fibrome. Pédiculisation et ligature à la soie des deux ligaments larges. Traitement du pédicule lié au moyen d'un lien élastique, suivant la méthode d'Olshausen. Excision et extirpation de la tumeur. Toilette du pédicule qui est cautérisé au thermo et saupoudré d'iodoforme avant d'être abandonné dans la cavité abdominale. Suture profonde séro-musculo-aponévrotique au catgut, et superficielle au crin de Florence. Pansement à la gaze iodoformée.

Poids du fibrome : 2,800 grammes.

Suites opératoires. — Ablation des fils le huitième jour. Deux jours après, la malade se plaignant d'avoir ressenti une vive douleur dans le ventre, on défait le pansement, et on aperçoit les bords de la plaie désunis à la partie moyenne dans une étendue de 4 centimètres environ. Au dessous, une anse intestinale déjà adhérente aux bords de la plaie, ferme cette brèche. Pansement avec des compresses boriquées. Le 27 décembre, désunion de la plaie à sa partie supérieure : il sort par cette nouvelle ouverture un lobule épiploïque non adhérent que l'on rentre dans la cavité abdominale. Pas de sutures. La cicatrisation se fait rapidement sous le pansement, et le 6 janvier la malade sort de l'hôpital, complètement guérie, avec un état général excellent.

Observation 31.

Julie O..., 41 ans. Entre le 24 février 1896, salle Velpeau, n° 40.

Antécédents. — Réglée à 17 ans. Menstruation toujours régulière, durée cinq jours. Mariée à 21 ans; neuf mois et demi après, accouchement normal, enfant mort à 4 mois de diphtérie. Pas de fausse couche.

Maladie actuelle. — Paraît remonter à 1893. Un médecin consulté il y a deux ans fait le diagnostic de fibrome. La malade souffrait à cette époque de troubles de la miction. M. Bouilly, consulté en juin 1894, conseille d'attendre et de venir de temps en temps à sa consultation de l'hôpital. Depuis lors la tumeur a augmenté progressivement. Jamais de métrorrhagies, ni de leucorrhée. Les urines examinées le 27 février ne renferment ni sucre ni albumine.

État local. — Femme très grosse. Faciès coloré. Rien au cœur.

Abdomen uniformément développé. Pas de vergetures. Par la palpation on sent une tumeur qui occupe une région déterminée, en haut par une ligne horizontale ombilicale, en dedans par la ligne médiane, en bas par la crête iliaque et l'arcade crurale droites. Du côté gauche, petite masse indépendante ressemblant à un fibrome pédiculé, accolé à la tumeur principale. Du reste la matité se continue avec celle du côté opposé.

Toucher. — Col entr'ouvert et déjeté en arrière. Perception du fibrome dans le cul-de-sac latéral droit. Mouvements de la tumeur communiqués à l'utérus.

Opération, le 3 mars 1896. — Incision verticale médiane de 10 centimètres. Fibrome utérin facile à mobiliser. Ligature du pédicule avec un tube de caoutchouc plein. Ligature et section des ligaments larges. Excision du fibrome au-dessus de la ligature élastique après libération du péritoine à la face antérieure et postérieure. Toilette du moignon. Cautérisation au Paquelin. Pas de suture du péritoine au-dessus du moignon qui est saupoudré d'iodoforme. Suintement sanguin assez abondant qui nécessite la mise en place d'un drain et d'une mèche de gaze iodoformée dans le cul-de-sac de Douglas. Fermeture et pansement ordinaires de la paroi.

Examen de la tumeur. — Poids : 1,860 grammes. Formée de deux masses inégales, la plus grosse située à droite. La cavité utérine siège à l'union des deux lobes. Elle est très large et admet facilement deux doigts. A la coupe : tissu fibreux ordinaire.

Suites opératoires. — Le soir de l'opération : Température 37°,2. Pouls à 80.

Le 5. Purgation avec 40 centigrammes de calomel.

Le 6. Constipation. Dyspnée vive. Langue sèche. Mouvements respiratoires fréquents. Pouls petit. Injection sous-cutanée de 1,000 grammes de sérum artificiel. Ventouses sèches.

Le 7. Constipation persiste. Pas de vomissements. Râles aux deux bases. Pas de ballonnement du ventre. Température 37°,4. Nouvelle application de ventouses. Mort à 3 heures de l'après-midi avec des symptômes de congestion pulmonaire.

Observation 32.

Mme Anaïs P..., 51 ans. Cuisinière. Entre le 19 mars 1896, salle Velpeau, n° 27.

Antécédents. — Règles apparues à 13 ans. Ont continué régulièrement. Durée trois jours.

Ménopause il y a deux ans. Pas d'accouchement, pas de fausse couche.

Au mois d'août dernier, la malade ressent un point douloureux dans le flanc droit. Cette douleur se calme par le repos au lit. La malade consulte à cette époque un médecin qui lui apprend qu'elle a une tumeur dans le ventre. La douleur disparaît au bout de trois semaines ; depuis, aucune souffrance. Pas de constipation. N'a jamais eu de métrorrhagies.

Examen à l'entrée. — État général médiocre. Développement considérable de l'abdomen seulement depuis quelques mois. Gros fibrome utérin dépassant l'ombilic, et paraissant développé surtout aux dépens du fond de l'utérus. Le toucher vaginal fait sentir nettement la tumeur dans le cul-de-sac vaginal postérieur gauche. Tumeur facilement mobilisable par la palpation bimanuelle qui ne provoque pas de douleurs. Pas de phénomènes de compression, ni du côté de la vessie, ni du côté du rectum. Pas d'œdème des jambes. Urines normales.

Opération, le 28 mars 1896. — Incision de 12 centimètres agrandie au cours de l'opération, et dépassant la cicatrice ombilicale qui a été excisée. Le péritoine ouvert, on tombe sur le fibrome qui remonte au-dessus de l'ombilic. Aspect blanchâtre de la tumeur. Pas d'adhérences, ni à la paroi ni à l'intestin. La masse est soulevée en dehors de l'abdomen, et on applique trois points de catgut à l'angle supérieur de la plaie pour rétrécir l'incision. Tube de caoutchouc serrant la base du fibrome et fixé provisoirement par une pince. Décortication du péritoine qui recouvre le fibrome. Hémorrhagie abondante. Ablation de la tumeur. Fixation définitive par un nœud de soie, du lien de caoutchouc. Évidement central du *moignon utérin qui est bourré de petits fibromes interstitiels facilement énucléables.* Trois points de catgut sur le pédicule après thermo-cautérisation.

Drain large dans lequel a été placée de la gaze iodoformée, mis dans le Douglas.

Fermeture de la paroi : catgut et crins de Florence. Pansement à la gaze iodoformée autoclavée.

Examen de la pièce. — Poids du fibrome : 2 kilogrammes.

Constitué par deux parties distinctes : une superficielle blanchâtre, formée de tissu fibreux en dégénérescence colloïde, délimitant une cavité remplie de liquide citrin.

Le reste de la tumeur est constitué par du tissu fibreux ordinaire.

Le fibrome était développé aux dépens du corps et du fond de l'utérus.

Suites opératoires. — Température, le soir, 37°,2.

Purgation le 29 avec 0,30 centigr. de calomel. Urines abondantes.

4 avril. Ablation des fils.

Le 19. Petite fistule à la partie inférieure de l'incision, au niveau du drain. Température normale. Bon état général.

La malade quitte l'hôpital le 19 mai 1896.

Observation 33. — *Volumineux fibrome ; ménorrhagies, anémie extrême ; hystérectomie abdominale avec ligature élastique perdue ; guérison.* (Communiquée par M. le Dr Bouilly)

Mme O..., 41 ans, mère de 2 enfants, dont le dernier est une fille de 19 ans, est affectée d'un fibrome utérin que j'ai vu pour la première fois il y a 14 ans, à cause des métrorrhagies qu'il déterminait, et qui déjà à cette époque avait le volume d'un gros poing d'adulte. Cette malade a été vue par tous les médecins et chirurgiens connus de Paris, qui tous lui ont conseillé de patienter en attendant la ménopause. Sa vie n'a été qu'un long martyre : hémorrhagies se produisant tous les 25 à 27 jours, se prolongeant 10 à 12 jours, anémie consécutive extrême avec toutes ses conséquences, neurasthénie, etc. La situation dans ces derniers temps est devenue tout à fait intolérable. Je suis appelé à voir cette malade avec le Dr Doré, le 31 mars 1896. La malade parait profondément atteinte ; elle a eu dans ces derniers mois des ménorrhagies extrêmement abondantes ; elle est tourmentée par des vomissements incessants et des douleurs abdominales et pelviennes qui ne sont amendées que par des piqûres de morphine allant de 10 à 25 centigr. dans les 24 heures.

En outre il y a une surexcitation nerveuse extraordinaire avec volubilité incroyable de la parole, insomnie, agitation, etc. La situation est tout à fait intenable.

La tumeur, que je n'ai pas vue depuis plusieurs années, a beaucoup augmenté de volume ; elle atteint l'ombilic, et par le toucher on la trouve faisant une forte saillie dans le cul-de-sac vaginal antérieur, déterminant du côté de la vessie une pression des plus pénibles. Le col est tout à fait en arrière et élevé. La sensibilité du ventre est excessive, plutôt due à de l'hyperesthésie superficielle qu'à une douleur profonde.

La malade ne peut être laissée en pareil état; en dépit des avis médicaux et chirurgicaux contraires qui ont été donnés dans ces derniers temps, j'insiste dans le sens d'une intervention, et je propose, si elle est possible, l'ablation des annexes par la voie abdominale, tous les phénomènes s'exagérant au moment des règles, et l'ablation totale du fibrome, si la castration parait difficile. La malade demande absolument qu'on la sorte de cette situation.

Opération, le 9 avril 1896, à la maison de santé de la rue Blomet (Dr Doré). — Les annexes étant situées en bas du fibrome et difficiles à atteindre et à pédiculiser, je me décide de suite pour l'hystérectomie supra-vaginale. Le fibrome est pour ainsi dire en antéversion ; l'utérus s'est courbé sur sa face antérieure et la tumeur fait saillie en avant ; mais elle peut être facilement relevée, et il se fait alors une véritable pédiculisation par le corps utérin, le fibrome étant surtout développé sur le 1/3 supérieur et le fond de l'utérus.

L'hystérectomie se fait très simplement et très régulièrement par le procédé ordinaire ; le corps utérin est sectionné après ligature élastique et le pédicule, après sa toilette, est réduit dans l'abdomen. Drainage pendant 48 heures, sortant à la paroi abdominale.

Le fibrome pèse 2,450 grammes.

Suites opératoires. — Très simples. Le tube à drainage est enlevé au bout de 48 heures, et la plaie par laquelle il sortait est fermée par un crin de Florence d'attente placé au moment de l'opération.

Réunion par première intention ; ablation des fils le huitième jour.

Les vomissements, les douleurs abdominales, la cystalgie disparaissent comme par enchantement, et la morphine peut être rapidement diminuée, puis supprimée.

Mais les troubles neurasthéniques persistent environ une année. Néanmoins la vie de cette malade fut changée du tout au tout; elle put se rapprocher tout à fait de la vie normale et ordinaire, tandis qu'auparavant la malade était absolument confinée à la chambre, à la chaise longue ou au lit.

Ce cas peut être considéré comme un heureux succès au point de vue opératoire et thérapeutique, si l'on veut bien tenir compte des conditions déplorables dans lesquelles se trouvait la malade au moment de l'intervention. C'était assumer une lourde responsabilité que de proposer et d'accepter l'opération dans ces circonstances et contre l'avis à peu près unanime des consultants; seul, le professeur Terrier avait conseillé, comme moi, une intervention radicale.

J'ai revu cette malade bien des fois depuis son opération; elle a eu pendant environ 15 jours, deux mois plus tard, un écoulement leucorrhéique qui a facilement cédé à quelques injections au sublimé et ne s'est pas reproduit. Il n'y a jamais eu le moindre symptôme pouvant faire croire à une tendance éliminatrice de la ligature élastique.

Observation 31.

Marie P..., 53 ans, couturière. Entre le 20 mars 1896, salle Velpeau, n° 12.

Antécédents. — Réglée à 13 ans. Menstruation régulière. Mariée à 20 ans. Accouchement à 26 ans. Il y a 4 ans, la malade s'est aperçue de l'existence d'une petite tumeur au niveau de l'ombilic. L'accroissement s'est fait progressivement et continue encore maintenant. 16 ans auparavant, apparition de douleurs abdominales coïncidant avec le développement d'une tumeur. Incidemment, il y a 4 ans, hémiplégie droite ayant disparu au bout de 6 semaines. N'a jamais eu de métrorrhagies. Dernières règles normales comme date et durée.

Examen à l'entrée. — Facies couperosé. *Hernie ombilicale* de la grosseur d'une orange, et qui n'a jamais déterminé aucun accident. Difficilement réductible. Contenu: intestin et épiploon. Au-dessous de la masse herniaire, une palpation profonde permet de sentir une tumeur recouverte par le paquet intestinal, d'apparence bilobée et ne semblant pas dépendre de l'utérus. Fluctuation paraît manifeste. On croit à un kyste de l'ovaire.

Opération, le 11 avril 1896. — Longue incision dépassant l'ombilic. Ouverture de la hernie qui contient de l'intestin et de l'épiploon adhérent au sac. Résection de l'épiploon, après ligature au catgut. Décortication relativement facile de la tumeur abdominale qui est constituée par un fibrome bilobé profondément caché sous l'intestin. Libération de la vessie. Ligature du pédicule avec un tube de caoutchoue fixé par un fil de soie. Thermo-cautérisation du moignon qui est abandonné dans le petit bassin. Peu de suintement sanguin au cours de l'opération. Pas de drainage. Excision aux ciseaux du sac herniaire. Résection de la peau de l'ombilic. 2 plans de suture profonds au catgut. Crins de Florence pour la peau. Pansement à la gaze iodoformée.

Durée de l'opération, 2 heures.

Poids du fibrome : 1,100 grammes. Le fibrome est constitué par une agglomération de petites tumeurs de dimensions différentes ; quelques adhérences péritonéales à la surface. Annexes normales.

Suites opératoires. — Le soir, 38°,5. Pouls, 88. Vomissements abondants.

Le 12. Les vomissements persistent. T. 37,5. Pouls à 80.

Le 13. Selles abondantes à la suite d'un lavement. Bon état général.

Le 20. Ablation des fils. Cicatrisation parfaite de la plaie.

Le 28. Œdème du membre inférieur gauche, sans température.

Le 12 mai. Diminution de l'œdème. Temp. : 37.

Le 10 juin. La malade se lève.

Observation 35.

Mme M. de D..., 46 ans, entre le 9 avril 1896, salle Velpeau, lit n° 29.

Antécédents. — Réglée à 16 ans. Chlorose pendant l'adolescence. Leucorrhée. Pas d'accouchement, ni de fausse couche.

Maladie actuelle. — Paraît remonter à l'année 1885. La malade ressentit à cette époque des douleurs vives dans les reins et dans la région hypogastrique. Elle consulta à cette époque le professeur P... qui fit le diagnostic de rétroversion. Elle avait alors des hémorrhagies abondantes durant huit jours. En 1887, la malade s'aperçut de l'existence d'une tumeur située dans la fosse iliaque droite ; en même temps à cet endroit apparaissent des douleurs persistantes. Le Dr P..., consulté, fait le diagnostic de fibrome utérin, mais déconseille toute opération, disant que la tumeur disparaîtra lors de la ménopause. Peu à peu la tumeur augmenta de volume, se développant surtout du côté droit, dépassant l'ombilic, et devenant perceptible jusque dans l'hypochondre droit. Les douleurs vives du début firent bientôt place à des douleurs lancinantes, à des tiraillements dans les régions lombaire, épigastrique et périnéale. En septembre 1895, métrorrhagie abondante. Les hémorrhagies diminuèrent par le repos au lit. (Traitement par l'ergotine Yvon depuis quatre ans.) Amaigrissement rapide qui fut un moment enrayé par un séjour que la malade fit trois ans de suite à Schuls dans l'Engadine. Il y a un mois, elle consulte M. le Dr Bouilly qui constate la présence d'un gros fibrome et conseille l'opération.

État à l'entrée. — Teint pâle. État général médiocre. Urines normales. Abdomen uniformément développé. Pas de vergetures.

Par le palper, perception d'une masse bilobée dépassant l'ombilic de 4 centim., atteignant les hypochondres, et à développement prédominant à droite.

Masse dure ne présentant de fluctuation en aucun point.

Toucher. — Col difficile à trouver, rejeté en avant par la présence de deux masses qui font saillie dans le cul-de-sac postérieur du côté droit. Mouvements communiqués à la tumeur abdominale.

Opération, le 14 avril 1896. Hysterectomie abdominale. Pédicule interne. Longue incision médiane dépassant l'ombilic. Une fois le péritoine incisé, on tombe sur une masse dure, flanquée à sa partie gauche de petites vésicules kystiques développées aux dépens des annexes gauches. Issue d'une petite quantité de liquide ascitique. Vessie fortement remontée en avant de la tumeur. Celle-ci est constituée par du tissu fibreux formant deux gros lobes. Le principal est situé à la partie supérieure et rattaché à l'autre par un mince pédicule. Ce pédicule est pincé et coupé. Les annexes sont kystiques des deux côtés. Au cours de l'opération, rupture d'un kyste développé au niveau de l'ovaire gauche et renfermant du liquide hématique. Suture au catgut de la partie supérieure de l'incision. Libération difficile du lobe inférieur de la tumeur qui saigne abondamment. Section des ligaments larges, et suture à la soie (ligature en chaîne du côté droit, fil simple à gauche). Ligature élastique à la base de la tumeur. Excision de celle-ci. Thermo-cautérisation du moignon et de la cavité utérine qui est très élargie. Au-dessous du moignon persiste une partie de tissu fibreux enclavé dans le ligament large droit, et saillant dans le cul-de-sac postéro-latéral droit. Abandon du pédicule dans la cavité abdominale. Drain dans le Douglas. Fermeture ordinaire de la paroi.

Durée de l'opération : 1 heure 3/4.

Poids du fibrome : 2,200 gr. Le lobe supérieur est recouvert de nombreuses veines et parsemé de petits fibromes sous-péritonéaux isolés.

La tumeur a la grosseur d'une tête d'adulte. Large cavité utérine. Kyste ovarique gauche des dimensions d'une petite orange.

Suites opératoires. — Le soir, température, 37°,6. Pouls 88.

16 avril. Ablation du drain. Selles normales à la suite d'un purgatif.

Le 21. On enlève les fils. Plaie bien réunie. Bon état général.

Le lendemain de l'opération, apparition d'une *eschare* superficielle de la fesse gauche, aujourd'hui en voie de cicatrisation.

4 mai. Malade complètement guérie. Quitte l'hôpital vingt jours après l'opération pour achever chez elle sa convalescence.

Observation 36. — *Anémie extrême.*

Mme M..., 45 ans, entre le 24 avril 1896, salle Velpeau, n° 35.

Antécédents héréditaires. — Père âgé de 79 ans, en bonne santé. Mère, 75 ans, bien portante.

Antécédents personnels. — Réglée à 14 ans. Menstruation régulière, chaque époque durant deux à trois jours.

Au mois de janvier 1895, métrorrhagies qui succèdent aux règles et durent trois mois. Elle consulte à cette époque un médecin de Lyon, qui pratique des cautérisations sur le col. Les règles reviennent les mois suivants à époques fixes, persistant chaque fois une dizaine de jours. Pas de métrorrhagies dans l'intervalle des règles, mais leucorrhée abondante. Accouchement à terme il y a vingt-deux ans ; suites normales, pas d'infection. Pas de fausses couches. La malade ne s'est aperçue du développement du ventre que lorsqu'elle consulta le professeur Fochier de Lyon, qui fit le diagnostic de fibrome et conseilla une intervention.

Examen, le 26 avril 1896. — *Malade très anémiée*, facies cireux avec quelques veinules des pommettes. Muqueuses décolorées. *Léger œdème de la face et des membres inférieurs*. Urines normales, ne renfermant pas d'albumine. Rien au cœur.

Examen local. — Tumeur facilement mobilisable, remonte à 3 travers de doigt au-dessus de l'ombilic; fibrome paraissant développé aux dépens du fond de l'utérus. De chaque côté, la tumeur s'arrête à 2 centimètres des crêtes iliaques.

Toucher vaginal. — Col gros, déchiré, remonte sous le pubis. Communication facile des mouvements à la main qui fait le palper abdominal. Véritable *encoche sus-pubienne* semblant séparer la tumeur, du col utérin. Pas de phénomènes de compression. N'a jamais eu de vomissements.

30 avril. Depuis son entrée à l'hôpital, la malade a eu des métrorrhagies peu abondantes, mais continuelles, augmentant encore son anémie déjà extrême. L'opération qui avait été retardée dans l'espoir de voir l'état général de la malade s'améliorer par un traitement médical et le repos, est décidée pour le surlendemain.

Opération, le 2 mai 1896. — Longue incision verticale dépassant l'ombilic. Isolement facile du fibrome qui est développé au niveau du fond de l'utérus; les ligaments larges s'étalent largement à la surface. Section de ces ligaments entre deux pinces, puis ligature à la soie en dehors des annexes. Isolement soigneux de la vessie par un lambeau péritonéal taillé en avant du fibrome. Isolement de la tumeur qui est adhérente aux anses intestinales. Ouverture de grosses veines qui saignent abondamment et sont pincées à mesure. Section du fibrome après l'application du lien élastique serré deux fois à la base de la tumeur. Cautérisation de la surface de section avec le thermocautère. Béance de la cavité utérine qui est très large et laisse suinter un liquide épais et glaireux. Cautérisation profonde de cette cavité, qui est ensuite refermée par trois points séparés de catgut. Pas de suture péritonéale. Gros drain de caoutchouc placé au fond du cul-de-sac de Douglas.

Fermeture de la paroi en deux plans ; le profond, péritonéo-musculaire, au catgut à points séparés ; fermeture de la peau au crin de Florence.

Examen de la pièce. — Fibrome utérin du volume d'une tête d'adulte, largement implanté sur le fond de l'utérus, supportant les annexes qui sont saines. Poids 1,550 grammes. Vastes ecchymoses à la surface de la tumeur. Consistance relativement molle. Quelques fausses membranes de formation récente à la face postérieure du fibrome. Ovaires sains, mais à surface externe très vascularisée, et recouverte d'exsudats récents.

Après l'opération. — Température prise une fois la malade remise dans son lit, 36°,2; le soir, 36°,6. Pouls lent, fort et régulier.

3 mai. T. 36°,6; le soir, 37°,6. Pouls à 96. Purgation, calomel, 0,30 centigrammes.

Le 4. Selles le matin. Bon état général. Temp. 37°,1 et 37°,7.

Le 5. Ablation du drain. Renouvellement du pansement vaginal à la gaze iodoformée.

Le 9. Pansement. Plaie complètement réunie.

Le 11. Ablation des fils.

Le 22. Phlébite de la saphène interne gauche. Œdème blanc peu douloureux. Compression ouatée.

1er juin. Disparition progressive de l'œdème. Bon état général. Moins d'anémie.

Le 20. La malade se lève, et quitte l'hôpital le 28 juin.

Revue dans le courant du mois de janvier 1897. État général excellent, facies coloré. Aucune induration le long de la saphène interne gauche. Bonne cicatrice. Par le toucher vaginal, on sent le col petit, atrophié. Culs-de-sac absolument libres.

1er février 1897. *La malade est revenue à la consultation*, il y a quelques jours, nous rapportant sa ligature élastique sortie spontanément au cours d'une injection vaginale.

Observation 37.

Alexandrine B..., âgée de 44 ans, chapelière, entre le 4 mai 1896, salle Velpeau, n° 26.

Antécédents. — Réglée à 13 ans. Durée de la menstruation, six jours. Depuis le mois de mars dernier, persistance des hémorrhagies utérines. Règles douloureuses nécessitant le repos au lit. Accouchement à terme et spontané il y a vingt-deux ans. Fausse couche de 6 semaines, il y a seize ans. Infection consécutive : fièvre, frissons, malade pendant trois semaines.

Maladie actuelle. — Paraît remonter à huit ans environ. La malade, voyant son ventre augmenter de volume, alla consulter son médecin qui constata la présence d'un fibrome de la grosseur du poing, et déconseilla alors toute intervention. Pas de douleurs; constipation intermittente. Pas de phénomènes de compression. Opérée il y a douze ans d'une tumeur du sein gauche. Le fibrome aurait grossi surtout depuis deux mois.

Examen à l'entrée. — Bon état général. Facies très coloré. Pas d'amaigrissement.

État local. — *Toucher* amène facilement des hémorrhagies. Col fixé en haut dans le cul-de-sac postéro-latéral droit. Le cul-de-sac antérieur et gauche est rempli par une masse dure, développée dans l'utérus, et dont les mouvements se communiquent imparfaitement avec la tumeur abdominale. 2 gros lobes séparés par un sillon. Pas de fluctuation. La tumeur remonte presque sous le foie. La masse utérine proprement dite paraît indépendante des lobes perçus par la palpation abdominale. Pas d'ascite. Urines normales.

Opération, le 12 mai 1896. — Longue incision dépassant l'ombilic et agrandie au cours de l'opération. Le péritoine incisé, on tombe du côté droit sur le lobe principal de la tumeur qui est basculé péniblement en avant avec le 2e lobe situé en arrière et à gauche. Fermeture au catgut de l'extrémité supérieure de l'incision, de manière à empêcher l'issue de l'intestin au dehors. Celui-ci est protégé par une compresse aseptique. La vessie est accolée à la partie antérieure du fibrome et fortement attirée en haut Décollement difficile. Grande quantité de sang veineux qui s'échappe alors de la tumeur fibreuse. Ces deux gros lobes sont rattachés par un mince pédicule à un autre fibrome pelvien qui paraît occuper le corps utérin lui-même. Section de ces deux lobes sous-péritonéaux. Adhérence de la vessie à la portion pelvienne du fibrome. Le lien élastique est placé obliquement sur les côtés du lobe pelvien et au-dessous des lobes péritonéaux. Cautérisation du pédicule au Paquelin. Ligature à la soie des ligaments larges. Ligatures au catgut sur les adhérences isolées qui unissaient le fibrome aux parois du bassin et saignaient abondamment. Drain dans le Douglas. Fermeture ordinaire de la paroi. Au moment d'appliquer le pansement, M. Bouilly remarque que le drain donne passage à un suintement abondant.

Réouverture du ventre. — Cautérisation sur tous les points qui saignent en nappe. L'hémorrhagie continuant à se faire lentement, on fait une ligature en masse à la soie sur les adhérences qui saignent. Tamponnement à la gaze iodoformée et fermeture de la paroi.

Durée de l'opération : 2 heures. A un moment donné le pouls est tombé à 45. 2 piqûres d'éther pendant l'opération.

Poids du fibrome : 6 kil. 100 grammes.

Gros vaisseaux à la surface du fibrome, et pénétrant dans l'intérieur jusqu'à 2 centimètres de profondeur. Annexes gauches kystiques se sont rompues au cours de l'opération. Annexes droites ont été enlevées dès le début avec la masse fibreuse sous-péritonéale. Cavité utérine très élargie, admet 2 doigts et occupe l'intérieur du fibrome pelvien. Muqueuse utérine paraît saine.

Suites opératoires. — Température après l'opération, 35°,8, le soir, 36°,9. Pouls 84.

Le 14 mai. Ablation du drain.

Le 16. Hier soir, température 38°,6. Le pouls est à 80. La fièvre tombe à la suite d'un lavement purgatif.

Le 20. Ablation des fils. Bon état de la plaie opératoire.

Le 26. Phénomènes légers de cystite. Lavages vésicaux.

Le 10 juin. La malade quitte l'hôpital en excellent état.

Observation 38. (Communiquée par M. le Dr Bouilly.)

Mme V..., 34 ans, m'est adressée par le D. Autellet, de Poitiers, une première fois dans le courant de 1895, pour me demander mon avis sur l'opportunité d'un traitement électrique contre un fibrome utérin qui est déjà à mi-chemin entre l'ombilic et le pubis, et qui ne s'accompagne que de faibles accidents ; il ne détermine ni pertes ni douleurs marquées ; il est seulement inquiétant par un développement plus rapide qui a été constaté depuis un an environ.

L'état général est bon ; la malade est plutôt grosse, avec tendance à la névropathie. Je conseille de tenter le traitement électrique, et de faire l'ablation du fibrome si ce traitement reste sans résultat ; car l'âge de la malade ne permet pas d'espérer l'arrêt dans la marche du néoplasme.

Cette malade revient me trouver en mai 1896 ; l'électricité a été rigoureusement employée pendant 6 à 8 mois ; elle a fait disparaître quelques douleurs abdominales vagues et régularisé les garde-robes. Mais la tumeur a très notablement augmenté de volume ; elle arrive maintenant à l'ombilic, et l'état général est devenu très médiocre ; il y a de la faiblesse générale, de l'inappétence, un découragement total. Il n'y a toujours ni pertes sanguines ni écoulement d'aucun ordre.

Le fibrome est haut situé ; il y a une *dépression marquée entre le pubis et la tumeur, signe auquel j'attache de l'importance, parce qu'il fait prévoir la possibilité d'une pédiculisation facile.* Il n'y a plus d'hésitation sur la conduite à tenir.

L'opération est pratiquée à la maison de santé de la rue Blomet, le 18 mai 1896. Celle-ci ne présente rien de particulier. Après attraction de la tumeur à l'extérieur, la vessie est isolée, les ligaments larges sont saisis et coupés dans leur portion supérieure et l'utérus est amputé bas, au-dessus du vagin, après application d'un lien élastique. Ablation et thermo-cautérisation de la muqueuse cervicale et du moignon qui est réduit dans l'abdomen ; un gros tube à drainage est placé derrière le moignon utérin, jusque dans le cul-de-sac postérieur, et ressort par la partie inférieure de la plaie abdominale. Poids, 3,500 grammes.

Suites opératoires. — Très simples. Ablation du tube au bout de 48 heures et application pendant les deux jours suivants d'une petite mèche de gaze iodoformée mise superficiellement entre les lèvres de l'incision, à la place occupée par le drain, pour faciliter l'issue d'une sérosité péritonéale rougeâtre encore assez abondante. Légère suppuration pendant une quinzaine de jours du petit trajet par où passait le tube de caoutchouc.

Cette malade sort de la maison de santé vers le 10 août, en parfait état. Revue le 15 mai 1897. État général et local parfait ; la malade n'a jamais rien perdu qu'un peu de sécrétion muqueuse vaginale : il n'y a jamais eu la moindre menace d'élimination du lien de caoutchouc. C'est un retour complet à la santé et à une vie meilleure. La malade n'est pour ainsi dire jamais tourmentée par les bouffées de chaleur.

C'est une remarque que j'ai faite bien souvent, après l'hystérectomie vaginale, c'est-à-dire totale ; et, chose remarquable, les malades sont d'autant *moins* tourmentées par la suppression des règles qu'elles sont *plus* jeunes.

Observation 39. (Communiquée par M. le Dr Bouilly.)

Mme X..., 38 ans, nullipare, bonne santé habituelle, vient me consulter pour la première fois dans le courant de 1895 pour un fibrome utérin atteignant déjà l'ombilic, mais ne déterminant ni pertes, ni douleurs et n'altérant pas la santé générale. La malade est perdue de vue, et vient seulement me retrouver en mai 1896. Elle a été, depuis la visite qu'elle m'a faite, soignée à outrance *par des électrisations faites sans compétence* et par des applications de tampons glycérinés sur le col. L'état général est devenu très mauvais; quoique n'ayant jamais d'hémorrhagies, la malade a pâli, maigri dans des proportions considérables; elle ne mange plus, digère tout à fait mal, et se plaint d'une faiblesse telle et d'une gêne abdominale si marquée qu'elle ne peut plus marcher; elle vient me demander de l'opérer le plus tôt possible. La tumeur a très notablement augmenté de volume ; le ventre est saillant en avant, tendu.

Le fibrome remonte à un grand travers de main au-dessus de l'ombilic.

Opération, le 4 juin 1896, à la maison de santé de la rue Blomet.— Hystérectomie abdominale supra-vaginale, avec ligature élastique perdue, sans drainage, par le procédé ordinaire. L'opération se fait sans aucun incident.

Suites opératoires. — Tout à fait simples et apyrétiques. Réunion par première intention.

Sort dans les premiers jours de juillet.

La malade, revue dans les mois qui suivent, a recouvré une santé parfaite, et est transformée au point qu'elle est méconnaissable. Il n'y a jamais eu d'apparence d'une tendance à l'élimination du tube.

Le fibrome enlevé était dur, régulier et pesait 3 kilog. 500.

Observation 40.

Joséphine D..., 42 ans, 20 mai 1896. Salle Velpeau, n° 12.

Antécédents. — Réglée à 15 ans. Après les premières règles, arrêt de la menstruation pendant deux ans. Mariée à 17 ans, fausse couche quatre mois après son mariage.

Depuis deux ans, règles plus abondantes. Le ventre a commencé à grossir il y a sept ans.

Examen, le 25 mai 1896. — Femme très grasse. Teint coloré, couperosé.

État local. — Paroi abdominale très épaisse rendant la palpation difficile. Elle permet cependant de délimiter une masse dure qui remonte à 3 centim. au-dessus de l'ombilic.

Toucher. — Col repoussé en arrière par une tumeur dure, irrégulière, qui fait saillie dans le cul-de-sac antéro-latéral gauche et dont les mouvements se communiquent à la tumeur abdominale.

Métrorrhagies abondantes depuis l'entrée de la malade à l'hôpital. Pas de phénomènes de compression.

Diagnostic. — Gros fibrome développé surtout au niveau du fond de l'utérus, s'abaissant difficilement, et non justiciable de la voie vaginale.

Urines normales. Palpitations cardiaques. Surcharge graisseuse du cœur.

Opération, le 9 juin 1896. — Laparotomie.

Épaisseur énorme de la paroi abdominale. La tumeur apparaît formée de deux lobes inégaux dont le plus gros siège à droite. Pincement et section des ligaments larges, situés en avant et en arrière de la tumeur. Décollement de la vessie. Pédiculisation suivant la méthode d'Olshausen. Thermo-cautérisation du moignon à la surface duquel on ne distingue pas de coupe de cavité utérine. Fermeture ordinaire de la paroi. Drainage.

Poids du fibrome : 1,200 gr. Rien de spécial à noter comme structure.

Annexes normales.

Suites opératoires. — Le soir 37°,2. Pouls 83. Drain retiré au bout de 48 heures.

16 juin. Ablation des fils. Un peu de suintement au niveau de l'orifice inférieur de l'incision qui donnait passage au drain.

18 juillet. Issue d'un fil de soie par la fistule abdominale.

Le 21. Sortie d'un deuxième fil. (Pédicule annexiel.)

Quitte l'hôpital au commencement d'août, en excellent état.

Observation 41.

Flore H..., 43 ans. 8 juin 1896. Salle Velpeau, n° 34.

Antécédents. — Réglée à 12 ans. Menstruation irrégulière au début (malade chlorotique), se régularise à 18 ans. Pas de leucorrhée.

Mariée à 22 ans. Pas de grossesse.

Il y a trois mois, s'aperçoit par hasard de la présence d'une tumeur abdominale dure et non douloureuse. Vers la même époque, les règles deviennent plus abondantes, durent dix à douze jours. Constipation. Un médecin consulté fait le diagnostic de fibrome et adresse la malade à M. le Dr Bouilly.

Examen, le 10 juin 1896. — Bon état général.

État local. — Par la palpation bimanuelle on perçoit la présence d'une tumeur dure, à surface régulière, atteignant l'ombilic, occupant le plan médian, et dépassant la ligne pubio-ombilicale de 6 centim. de chaque côté.

Cette tumeur paraît développée aux dépens du fond de l'utérus. Le doigt vaginal perçoit les mouvements communiqués par la main abdominale.

Diagnostic. — Fibrome utérin s'abaissant difficilement et non susceptible de la voie vaginale.

Urines normales. Rien au cœur.

Opération, le 16 juin 1896. — Laparotomie médiane. Tumeur située profondément derrière l'épiploon et l'intestin. M. Bouilly avait d'abord songé à faire seulement l'opération de Battey (la malade se plaignant uniquement de ménorrhagies), mais en présence de la situation profonde des annexes, on se décide à faire l'ablation de la masse fibreuse.

Hystérectomie supra-vaginale avec pédicule perdu d'après le procédé d'Olshausen.

Pas d'incident opératoire. Large cavité utérine à contenu muqueux ; elle est soigneusement thermo-cautérisée. Drain dans le cul-de-sac de Douglas. Fermeture ordinaire de la paroi. Gaze iodoformée dans le vagin.

Poids du fibrome : 1,300 gr. Rien de spécial à noter comme structure.

Suites opératoires. — Le soir 37°. Vomissements abondants. Pouls 88.

Le 18. On retire le drain.

Le 24. Ablation des fils.

2 juillet. Un peu de suintement à l'angle inférieur de la cicatrice.

Le 20. On met une laminaire dans l'orifice du col.

2 août. A la suite de cette dilatation, issue spontanée par la cavité cervicale du tube de caoutchouc.

Le 8. Fermeture de la fistule abdominale. La malade sort guérie.

Observation 42.

Amélie J..., 40 ans. Entre le 22 juin 1896, salle Velpeau, n° 12.

Antécédents. — Réglée vers 14 ans. Trois accouchements. Pas de fausse couche. La menstruation a toujours été régulière. Jamais de métrorrhagie intermenstruelle. Pas de leucorrhée.

Il y a un mois, apparition de douleurs le lendemain des règles.

Malade anémiée, fatiguée, amaigrissement assez prononcé. Urines normales.

Examen local. — Abdomen distendu uniformément par une tumeur qui dépasse l'ombilic. Dure superficiellement, par la palpation profonde elle paraît rénitente. Col utérin déjeté à droite dans le cul-de-sac postérieur, se continue manifestement avec la tumeur abdominale. L'hystéromètre donne 10 centimètres de cavité utérine.

Opération, le 27 juin 1896. — Incision de 12 centimètres dépassant l'ombilic.

Adhérences épiploïques facilement détachables. Annexes prises entre deux pinces et sectionnées. Libération de la vessie en avant du fibrome. Mise en place du lien de caoutchouc fixé par une ligature à la soie. Ligature des pédicules annexiels. Thermo-cautérisation du moignon utérin. Pas d'hémorrhagie au cours de l'opération.

Poids du fibrome : 2,200 grammes. Grosseur d'une tête d'adulte. Surface péritonéale dépolie, présentant quelques adhérences épiploïques d'origine récente.

Le fibrome est interstitiel, il est dégénéré. Son tissu est comparable à du tissu musculaire, et il est infiltré de petites cavités. On arrive facilement à séparer le fibrome du tissu utérin, à le cliver pour ainsi dire. La cavité utérine est étalée, large, elle est comprise entièrement dans le muscle utérin qui à ce niveau est très hypertrophié et atteint une épaisseur de 3 centimètres. Une partie de cette cavité a été prise dans le pédicule et cautérisée.

Suites opératoires. — 4 juillet. Hier soir 38°,5. On défait le pansement et on découvre un petit abcès dans l'angle inférieur de la plaie.

Le 25. Il persiste une petite fistulette à l'extrémité inférieure de la cicatrice. L'exploration du trajet avec une pince à forcipressure ne ramène aucun corps étranger.

4 août. Il se fait un léger écoulement purulent par l'orifice du col utérin, et la fistule abdominale se ferme.

Le 8. L'écoulement vaginal disparaît, sans qu'on ait vu sortir le lien de caoutchouc.

Observation 43. — *Volumineux fibrome. Ménorrhagies excessives. Hystérectomie abdominale avec ligature élastique perdue. — Guérison.* (Communiquée par M. le Dr Bouilly.)

Mme P..., 40 ans, 5 grossesses ; la dernière il y a huit ans. Au cours de cette grossesse j'ai constaté une tuméfaction siégeant à la région ombilicale et qui a été prise pour une hernie ombilicale. Cette tuméfaction n'était autre qu'un fibrome méconnu siégeant dans le fond de l'utérus gravide, et repoussant en avant la cicatrice ombilicale. Il n'avait plus été question de cette grosseur et je n'avais plus revu cette malade quand elle m'est amenée en juillet 1896 dans un état lamentable ; elle est pâle, anémiée au plus haut degré et atteinte de toutes les complications consécutives à un état anémique accentué.

Il est facile de constater un fibrome utérin qui dépasse l'ombilic de 3 travers de doigt. Ce fibrome est la cause de métrorrhagies qui reviennent toutes les 3 semaines, se prolongent pendant 12 jours, et laissent la malade dans un état d'affaiblissement extrême dont elle n'a pas le temps de se relever dans l'intervalle des pertes.

La malade, redoutant beaucoup toute intervention, est soumise pendant deux mois au *traitement électrique* sous la direction de son médecin ordinaire, le Dr Roussel. Je revois la malade au mois d'octobre ; la situation est la même, peut-être même encore aggravée ; les hémorrhagies n'ont nullement été influencées et le fibrome semble avoir augmenté en hauteur. La malade est à bout de forces ; elle est pâle et décolorée, couleur de vieille cire, essoufflée, tremblante, sans forces ni appétit. Les grands viscères paraissent en bon état.

Opération, le 29 octobre 1896, à la maison de santé de la rue Blomet (Dr Roussel). — L'hystérectomie supra-vaginale se fait facilement par le procédé ordinaire ; la tumeur amenée à l'extérieur, la partie supérieure des ligaments larges est saisie en dehors des annexes et sectionnée entre deux pinces ; un grand lambeau péritonéal est disséqué au-devant de la tumeur et la vessie refoulée par en bas.

Le corps utérin entouré d'une ligature élastique est sectionné au-dessous du fibrome et le moignon utérin est réduit dans l'abdomen après ablation au bistouri de la muqueuse cervicale, thermo-cautérisation et dépôt de poudre d'iodoforme sur le moignon. Les lèvres du moignon sont affrontées par une suture au catgut ; aucun suintement sanguin n'ayant eu lieu, et le ventre étant parfaitement sec, il n'est pas fait de drainage.

Suites opératoires. — Absolument apyrétiques. Les fils sont enlevés le huitième jour, la réunion paraît complète. Le lendemain matin, la religieuse me téléphone qu'il y a un petit suintement sous le pansement, et que la malade a eu quelques douleurs. Le pansement est défait et on trouve que la ligne de réunion est complètement désunie et que des anses intestinales sorties sont en contact avec la gaze iodoformée du pansement. Séance tenante, il est procédé à leur réduction et à une nouvelle suture en masse de la paroi au crin de Florence. La malade supporte très courageusement l'exécution de cette suture qui ne comporte pas moins de 12 à 14 crins.

La convalescence ne fut nullement troublée par cet incident; ces fils furent laissés en place douze jours, au bout desquels la réunion fut parfaite et très solide.

J'ai revu cette malade plusieurs fois et notamment le 2 juin 1897 ; elle est absolument méconnaissable ; elle est grasse, fraîche, avec toutes les apparences de la santé. Depuis deux mois, elle est tourmentée par un écoulement leucorrhéique muco-purulent abondant que j'ai cru d'abord lié à l'élimination du lien élastique. Divers examens ne m'ont pas permis de vérifier cette supposition. L'écoulement semble dû à une sécrétion exagérée des glandes du col.

Un mois environ après son retour dans sa famille, cette malade fut prise d'une véritable crise de mélancolie; elle avait de vrais accès de désespoir, ne se croyant pas guérie, répétant sans cesse que sa mort était prochaine, et présentant tous les phénomènes d'un état maniaque. Il fallut toute espèce de raisonnements et de remontrances pour lui prouver l'inanité de ses appréhensions. Cet état dura environ quinze jours et a complètement disparu.

Observation 44.

Elisa D..., 42 ans, blanchisseuse, entre salle Velpeau, n° 9, le 6 novembre 1896.

Antécédents. — Réglée à 12 ans et demi. Menstruation non douloureuse. Règles abondantes durant une huitaine de jours. N'ont jamais varié comme quantité. De bonne santé habituelle. Teint pâle. Trois accouchements normaux. Cependant, à la suite de la dernière grossesse, la malade est forcée d'arrêter son travail. Reste quinze mois souffrante et ne reprend ses occupations qu'en

1892. Jamais de fausse couche. Depuis 1892, les règles sont plus abondantes, durent dix jours, puis font place à un écoulement séreux, à odeur fétide. Cette hydrorrhée s'arrêtait au bout de huit jours au début, et occupe maintenant toute la période comprise entre les règles. Pas de pertes sanguines en dehors des dix jours de ménorrhagies. En 1892, la malade consulte M. Bouilly qui lui conseille alors de rester à l'hôpital, mais elle refuse. Elle continue à souffrir et à voir son ventre augmenter de volume. Amaigrissement considérable depuis le début de la maladie. Entre à Cochin, le 6 novembre 1896. Dernières règles du 8 au 14, ont été moins abondantes que d'habitude.

Examen à l'entrée. — Femme très anémiée; décoloration complète des muqueuses. Varices du membre inférieur. Pas d'œdème des jambes. Urines normales.

État local. — Ventre uniformément développé. Tumeur remonte à 2 centimètres au-dessous de l'ombilic, s'étend d'une façon régulière à droite et à gauche, dépassant la ligne médiane de 6 centimètres de chaque côté. Surface extérieure paraît lisse; consistance dure. Par le palper bimanuel, on constate qu'elle est manifestement développée aux dépens de l'utérus. Pas de sillon appréciable entre la tumeur et le col utérin. Cathétérisme : 12 centimètres. La cavité utérine semble développée régulièrement.

Opération, le 17 novembre 1896. — Laparotomie. Tumeur lisse peu vasculaire, occupe la ligne médiane. Section des deux ligaments larges. La tumeur ainsi libérée latéralement est facilement mobilisée et extraite de la cavité abdominale. Isolement de la vessie. Application du lien élastique. Ligature en chaîne à la soie de chaque ligament large. Toilette du pédicule, au centre duquel apparaît sur une largeur de 1 centimètre l'orifice sectionné de la cavité utérine. Thermo-cautérisation. Largeur du moignon : 3 centimètres; fermeture ordinaire de la paroi.

Poids du fibrome : 745 grammes. Tissu fibreux normal. Cavité utérine remonte à 6 centimètres dans l'épaisseur de la tumeur. Annexes normales.

Suites opératoires. — Complètement normales.

Le 26. La malade a eu hier soir un point de côté à droite avec rougeur de la pommette du même côté, et dyspnée assez vive. Quelques râles sibilants à la base du poumon droit. Température, 38°,3 le soir. Ventouses sèches, 1 gramme de sulfate de quinine.

Le lendemain, disparition complète de tous les signes.

Le 28. Ablation des fils.

18 décembre, la malade se lève.

Le 19. Elle quitte l'hôpital. État général excellent. Teinte anémique a disparu.

Observation 45.

Louise L..., 29 ans. Entre le 30 octobre 1896, salle Velpeau, n° 8.

Antécédents. — Réglée à 13 ans. Menstruation peu abondante. N'a eu ni fausse couche, ni accouchement. Souffre du ventre depuis un an. Elle consulte à cette époque le Dr Piogey de Colombes qui diagnostique un fibrome. Peu à peu, augmentation de volume du ventre. C'est du reste le seul symptôme qui préoccupe la malade ; et si, sur les conseils de son médecin, elle se décide à entrer à l'hôpital, c'est uniquement pour recourir à une opération qui fera disparaître cette grosse tumeur, et non pour améliorer un état général dont la malade ne s'est jamais inquiétée.

Pas de métrorrhagie. Légère leucorrhée depuis 3 ans.

Examen à l'entrée. — Nervosisme très prononcé.

Abdomen augmenté de volume surtout du côté droit, où le palper dénote la présence d'une tumeur dure, mobile, à surface irrégulière, remontant au-dessus de l'ombilic. De ce même côté, dans la fosse iliaque, on perçoit une petite masse dépendant de la tumeur principale et allongée dans la direction du pli de l'aine. Dans la fosse iliaque gauche, tumeur séparée de celle du côté opposé par une *dépression en coup de hache.* Mouvements communiqués facilement du col à la tumeur abdominale. Diagnostic : fibrome utérin.

Opération, le 5 décembre 1896. — Laparotomie. Hystérectomie abdominale avec ligature élastique perdue. Pas d'incident opératoire.

Examens des pièces. — Poids du fibrome, 2,200 grammes.

Trompes normales. Ovaires kystiques.

Cavité utérine longue de 8 centimètres, développée dans le lobe gauche de la tumeur. Surface du lobe droit bosselée, à tissu fibreux très dur, sclérosé, comme si le début du néoplasme était plus ancien de ce côté.

Dans le lobe intermédiaire, le fibrome s'énuclée facilement et est en voie de dégénérescence caséeuse. Le lobe gauche est constitué par du tissu fibreux ordinaire.

Les annexes sont situées à la partie inférieure de la masse principale.

Suites opératoires. — Normales.

La malade quitte l'hôpital le 9 juin, présentant un état général excellent. Une fistule cutanée s'étant produite à la partie inférieure de la cicatrice, la malade rentre à l'hôpital en avril 1897, et M. Bouilly, après dilatation de la fistule à la laminaire, extrait facilement la ligature élastique.

Fermeture du trajet dans les jours qui suivirent l'extraction du lien de caoutchouc.

OBSERVATION 46. — *Fibrome utérin.* — *Accroissement rapide.* — *Hystérectomie abdominale avec ligature élastique perdue.* — *Guérison.* (Communiquée par M. le Dr BOUILLY.)

Mme Ch..., 41 ans, mariée, mère de 2 enfants, m'est adressée par le Dr Ch. Leroux ; c'est une femme maigre, sèche, active, qui a été étonnée du développement rapide pris par son ventre depuis quelques mois.

Il y a 5 à 6 mois, elle n'avait aucune idée d'avoir une grosseur abdominale quelconque ; au mois de septembre, elle faisait de la bicyclette à outrance, et c'est en octobre et novembre derniers qu'effrayée du volume pris par l'abdomen, elle alla consulter. Je vois cette malade pour la première fois le 20 novembre 1896. L'abdomen est globuleux, saillant en avant, régulièrement développé ; la tumeur remonte presque jusqu'à l'épigastre et a le volume environ d'un utérus au huitième mois de la grossesse ; elle est seulement moins large et moins étalée. Cette tumeur est presque indolente ; elle n'a jamais été la cause de métrorrhagies ; au contraire, dans ces derniers temps, il y a eu suppression des règles pendant 2 mois. Elle a tous les caractères d'un fibrome, sauf une certaine mollesse dans sa partie supérieure qui a pu en imposer pour une tumeur kystique.

L'hystéromètre pénètre à 19 centimètres et pourrait encore s'enfoncer plus loin.

Il n'y a pas de douleurs spontanées ni provoquées ; mais il y a eu un grand amaigrissement et un changement rapide dans l'apparence extérieure de la malade, à tel point qu'on a pensé à un néoplasme malin.

Je propose d'emblée — et cet avis a été donné par d'autres consultants, — l'ablation de la tumeur par la laparotomie.

Opération, le 7 décembre 1896, à la maison de santé de la rue Blomet (Dr Charles Leroux). — La tumeur est un fibrome pur, régulièrement développé, dépassant largement l'ombilic.

L'hystérectomie abdominale supra-vaginale se fait par le procédé ordinaire avec une grande simplicité ; le corps utérin est sectionné au-dessous du fibrome après ligature élastique, et le pédicule est réduit dans l'abdomen après la toilette ordinaire. Il n'y a pas une goutte de sang tombée dans le bassin. Par précaution il est placé un drain dans le cul-de-sac postérieur sortant par la partie inférieure de l'incision. Ce drain est retiré au bout de 48 heures, n'ayant donné lieu qu'à un suintement insignifiant, et le point de son passage est fermé par un crin de Florence d'attente.

Suites opératoires. — Aussi simples que possible, tout à fait apyrétiques, et la malade quitte la maison de santé le 31 décembre, 23 jours après son opération, en parfait état, ayant seulement de l'inappétence. La réunion s'est faite par première intention.

Le fibrome pesait 4 kilog.

Le 9 janvier 1897, je suis appelé à revoir cette malade chez elle ; je la trouve fatiguée, fiévreuse depuis quelques jours, ayant beaucoup plus mauvaise mine qu'au moment de sa sortie, ayant de la sensibilité abdominale.

Au toucher et au palper, le voisinage du moignon utérin et la fosse iliaque, surtout à gauche, sont empâtés, sensibles, pleins et irréguliers. Au premier abord on pourrait croire qu'il s'agit d'une menace de phlegmon pelvien ; mais un examen attentif permet de reconnaître qu'il s'agit seulement d'une accumulation fécale, avec phénomènes d'intoxication intestinale. En même temps, il y a émission pendant vingt-quatre heures par le vagin d'un liquide citrin, visqueux, très abondant, dont une certaine quantité a pu être recueillie.

L'examen de ce liquide démontre qu'il s'agit uniquement de mucus utérin fluide légèrement coloré par des globules sanguins. Quelques purgations, répétées à peu de jours d'intervalle, et un régime approprié eurent rapidement raison de cet encombrement fécal et des phénomènes généraux qui en étaient la conséquence, et la malade se rétablit rapidement et d'une façon définitive.

J'ai revu cette malade à plusieurs reprises ; l'écoulement muqueux utérin ne s'est pas reproduit, et il n'est plus possible de rien constater ni au pourtout de l'utérus, ni dans les fosses iliaques.

La santé générale est devenue très bonne. Jamais il n'y a eu de tendance à l'élimination de la ligature élastique.

Observation 47.

Mme C..., 38 ans, blanchisseuse. Entre le 20 janvier 1897, salle Velpeau, n° 5.

Antécédents. — Toujours bien portante. Réglée à 13 ans. Menstruation normale. Mariée en 1883. 2 accouchements. N'a jamais eu de fausse couche.

Maladie actuelle. — Apparition de douleurs abdominales en juin 1896, au moment d'une période menstruelle. Arrêt subit des règles, puis le lendemain, ménorrhagie. 3 semaines après, nouvelle crise douloureuse. Son ventre grossit peu à peu, et sur les conseils d'un pharmacien, elle vient consulter à l'hôpital Cochin. Envoyée d'abord en médecine dans le service de M. le Dr Chauffard à cause d'une *insuffisance mitrale*, elle passe le 20 janvier dans le pavillon Velpeau (service de M. le Dr Bouilly).

Examen à l'entrée. — Bon état général. Souffle systolique à la pointe, pas de signes d'insuffisance cardiaque.

Du côté du ventre, grosse tumeur remontant au-dessus de l'ombilic, affleurant sur les côtés les crêtes iliaques. Régulière dans son ensemble, elle n'est pas fluctuante, mais présente un certain degré d'élasticité.

Toucher. — Col refoulé dans le cul-de-sac latéral droit. Le gauche est rempli par une masse dure se continuant avec la tumeur abdominale. Celle-ci commence bas, près du col, et le sillon sus-pubien est difficile à délimiter. Pas de gêne de la miction.

Cathétérisme utérin : 16 centimètres. Urines normales.

Opération, le 26 janvier 1897. — Laparotomie. Le ligament large gauche recouvre la tumeur, mais il n'y a pas enclavement intraligamentaire, il s'agit d'une simple torsion du fibrome de gauche à droite. La tumeur est saisie avec le tire-bouchon et extraite de la cavité abdominale. Section des ligaments larges. Isolement de la vessie qui est recouverte de veines flexueuses, dilatées. Application du lien de caoutchouc, deux tours fixés par un fil de soie. Ligature à la soie des deux ligaments larges. Toilette du moignon. Thermo-cautérisation, et excision au bistouri de la muqueuse cervicale très apparente. Pas une goutte de sang au cours de l'opération. Pas de drainage. Fermeture ordinaire de la paroi. Pansement vaginal à la gaze iodoformée.

Poids du fibrome : 1,770 grammes, formé par une seule masse autour de laquelle le tissu utérin s'est hypertrophié. Cavité utérine très large, développée dans le segment gauche de la tumeur. Annexes normales.

Petits fibromes pédiculés à la surface de la tumeur principale.

Suites opératoires. — Température, le soir, 37°. Pouls, 80.

Ablation des fils 8 jours après. La malade quitte l'hôpital à la fin de février.

Observation 48.

Marie H..., 36 ans. Entre salle Velpeau, n° 5, le 8 mars 1897.

Antécédents. — Pas de maladie dans l'enfance. Réglée à 14 ans ; à 20 ans, accouchement normal.

En 1891, grippe sans complications.

La malade s'aperçoit vers la fin de l'année 1895 que son ventre augmente sensiblement de volume. Vers la fin de 1896, apparition de douleurs abdominales s'exagérant dans la marche.

Aucun autre phénomène fonctionnel. Jamais de métrorrhagies.

Examen, le 10 mars 1897. — Masse volumineuse, dure, remontant jusqu'à l'ombilic, large de 12 à 15 centimètres. Col situé en bas et en arrière. L'exploration des culs-de-sac ne décèle rien de particulier, ils sont absolument libres. Les pressions dirigées sur le col de bas en haut mobilisent la tumeur abdominale dans une faible mesure. Hystérométrie : 15 à 16 centimètres.

Diagnostic. — Fibrome utérin interstitiel développé principalement aux dépens du fond de l'utérus.

A cause de l'augmentation progressive de la tumeur, à cause des douleurs incessantes, on décide de pratiquer l'hystérectomie. Mais la tumeur est peu abordable par le vagin, elle est entièrement abdominale, elle arrive franchement jusqu'à l'ombilic, et on se décide pour l'ablation par la voie abdominale.

Hystérectomie abdominale, le 15 mars 1897.

Pendant le décollement du péritoine qui tapisse la face postérieure de l'utérus, il s'écoule une assez grande quantité de sang ; l'hémorrhagie est facilement arrêtée par le pincement du vaisseau qui donne. Drainage.

Suites opératoires. — Excellentes.

Ablation du drain au bout de 48 heures.

La malade sort complètement guérie à la fin d'avril.

Observation 49.

Mme P..., entre le 20 avril 1897, salle Velpeau, n° 9.

Antécédents. — Réglée à 17 ans, normalement. A 27 ans et demi, accouchement simple. Deuxième accouchement, un an et demi après. La malade souffre du ventre depuis cette époque. Depuis sept ans environ, les règles sont plus abondantes, plus douloureuses. Elle s'est alors aperçue que son ventre augmentait de volume. Leucorrhée depuis quelque temps. Mais actuellement, on constate qu'il s'agit plutôt d'un liquide hydrorrhéique ; cet écoulement est très abondant. N'a jamais eu de métrorrhagies ; mais ménorrhagies profuses qui mettent la malade, lors de sa période menstruelle, dans un état d'anémie et de débilité extrêmes.

État actuel. — Ventre très augmenté de volume. Grosse masse dure, fibromateuse, s'étendant dans les flancs, débordant en haut l'ombilic d'un travers de main. Paroi abdominale œdémateuse.

Col très haut placé. On ne sent pas de prolongements de la tumeur dans le culs-de-sac.

La malade ayant été très anémiée à la suite des dernières règles, on pratique pendant les quelques jours qui précèdent l'opération des injections sous-cutanées de sérum artificiel. Actuellement l'état général est moins mauvais.

Opération, le 27 avril 1897. — Laparotomie. Gros fibrome à pédicule très large ; à la surface rampent de nombreux sinus veineux. Aussitôt le fibrome sorti de la cavité abdominale, on referme partiellement la paroi. Ablation de la tumeur par le procédé habituel de la ligature élastique. Suture des deux lèvres de l'incision utérine au catgut, de manière à fermer le moignon.

Poids du fibrome : 9,600 grammes.

Le 29 avril. Malade extrêmement affaissée. Injections de sérum artificiel (1 litre) par la voie sous-cutanée. La malade n'urine pas.

Mort le 2 mai, au milieu d'accidents urémiques.

Autopsie, pratiquée le 4 mai. — Montre qu'il n'y a aucune apparence de péritonite. Pas de constriction des uretères. Les deux reins sont le siège de lésions très avancées de *néphrite interstitielle.*

Observation 50. — *Fibrome de moyen volume ; ménorrhagies ; hystérectomie abdominale supravaginale ; guérison : persistance d'un trajet fistuleux ; extraction secondaire du caoutchouc après dilatation du trajet.* (Communiquée par M. le Dr Bouilly.)

Mlle St..., 42 ans, célibataire, grasse, forte, bien constituée, mais extrêmement anémique, du fait de ménorrhagies qui vont toujours en augmentant et contre lesquelles divers traitements ont échoué. Les ménorrhagies sont dues à un fibrome utérin dont le début appréciable remonte à trois ans environ et qui depuis cette époque a toujours été en augmentant. Quand je vois la malade pour la première fois, dans le courant de mars 1897, la tumeur remonte à mi-chemin environ entre le pubis et l'ombilic, peut-être un peu plus proche de cette région que du pubis. Elle plonge et descend largement en avant et en bas vers la paroi vaginale antérieure. Il n'y a pas de sillon appréciable entre le pubis et la tumeur quand on déprime les tissus au-dessus de l'arcade pubienne. Le ventre est devenu sensible et même douloureux dans ces derniers temps; la malade ne peut plus marcher qu'avec peine. En outre, il y a tous les phénomènes ordinaires de l'anémie portés à un degré très accentué. Il n'y a aucun doute sur la nécessité d'enlever ce fibrome qui est en voie d'accroissement et donne lieu à des hémorrhagies. La voie seule est à discuter; malgré le volume et la situation favorable du fibrome, il n'y a pas lieu de penser à la voie vaginale, à cause de l'étroitesse vulvo-vaginale. Je propose l'ablation des annexes par la laparotomie, en tenant compte du caractère purement *ménorrhagique* des pertes, et de l'âge de la malade, mais en faisant toutes réserves sur la possibilité de faire une hystérectomie au cours de l'opération, si l'ablation des annexes parait difficile ou insuffisante.

Opération, le 10 avril 1896, à la maison de santé de la rue Blomet (Dr Bernheim, Dr Jacobs). — Dès les premières recherches, il est facile de voir que les annexes ne sont pas accessibles; le fibrome est profondément situé dans le petit bassin, et ne peut être mobilisé; les annexes sont sans doute cachées à sa face postérieure. Séance tenante, il faut changer de plan opératoire, et pratiquer l'hystérectomie. L'incision cutanée est prolongée en bas presque jusqu'au pubis, et un coup de ciseaux malheureux ouvre le sommet remonté de la vessie, dans l'étendue d'environ un centimètre et demi. Avant toute autre manœuvre, cette plaie vésicale est fermée à l'aide de 12 points de suture au catgut, placés d'après le procédé de Lembert, superficiels et profonds. Il est ensuite procédé à l'hystérectomie proprement dite. Le fibrome, très enclavé et très bas situé dans le bassin, est difficile à attirer et à amener à l'extérieur.

Manœuvre habituelle de section et de ligature de la partie supérieure des ligaments larges; dissection d'un grand lambeau péritonéal antérieur, et refoulement de la vessie par en bas. Application du lien élastique. Réduction du pédicule après la toilette ordinaire. Toute cette partie de l'opération se fait sans aucun incident. Par prudence, un drain est placé dans le cul-de-sac péritonéal postérieur, et sort par la partie inférieure de l'incision abdominale. Une sonde à demeure ouverte est mise dans la vessie.

Poids du fibrome : 800 grammes.

Le tube est enlevé au bout de quarante-huit heures; il s'est fait une abondante sécrétion séro-sanguinolente, aussi le tube est-il remplacé par une petite mèche de gaze iodoformée pour prévenir l'occlusion trop rapide de la plaie superficielle. La sonde fonctionne très bien, et pas une goutte d'urine ne sort par la plaie abdominale.

Suites opératoires. — Tout à fait simples et apyrétiques. La mèche iodoformée est renouvelée chaque matin pendant quatre jours; à son ablation définitive, il s'est fait au niveau de l'incision cutanée un peu de suppuration venant de la profondeur. Des pansements humides sont appliqués sur cette région. La réunion est obtenue dans toute l'étendue de la plaie, sauf à la partie inférieure, au point où passait le drain.

Le 10 mai. Un mois après l'opération, l'état général est excellent ; la malade s'est remontée facilement et vite ; il n'y a aucun trouble, ni aucune douleur abdominale. Le ventre est partout souple et indolent. La suppuration persiste peu abondante, mais continue, au niveau du passage du drain ; il s'est fait un petit décollement sous la cicatrice, et une ouverture spontanée vers la partie moyenne de celle-ci. Une sonde cannelée introduite dans l'orifice inférieur pénètre profondément à environ 8 à 9 centimètres et se dirige directement en bas ; il est plus que probable que le trajet et la suppuration sont entretenus par un fil de soie infecté, soit même par le caoutchouc du pédicule utérin. Le toucher vaginal ne réveille aucune sensibilité, et ne permet de sentir ni induration, ni empâtement sur les côtés ou au voisinage de l'utérus dans le bassin, ni dans le tissu cellulaire.

10 juin. Même état. Je suis décidé à dilater pendant plusieurs jours le trajet avec une série de laminaires aseptiques, et une fois la dilatation obtenue, d'aller à la recherche du corps étranger que j'accuse d'entretenir la suppuration. Cette dilatation est faite pendant trois jours. Le 18 au matin, après quelques recherches infructueuses pour saisir le caoutchouc avec une pince, la malade est endormie ; l'index gauche introduit jusqu'au fond du trajet qu'il violente et force un peu, mais qu'il lui est facile de suivre, arrive à sentir les extrémités sectionnées du lien élastique, non libre dans la cavité suppurante, mais encore rattaché en partie au tissu utérin. Sur un doigt servant de conducteur, une longue pince est enfoncée jusqu'au bout du trajet, et après quelques tentatives de préhension, le lien muni de son fil de soie est attiré à l'extérieur.

Le 20. Élimination par le trajet fistuleux de la portion de tissu utérin serrée au-dessus du caoutchouc ; cette portion représente un petit disque percé d'un trou au centre, non sphacélé, *ayant l'aspect du tissu utérin normal.*

Le 29. L'orifice est fermé ; tout est complètement cicatrisé.

État général excellent.

Observation 51.

— Céleste P..., 42 ans, entre le 26 mai 1897, salle Velpeau, n° 15.

Réglée à 12 ans et demi. La menstruation s'est établie sans douleurs, mais a été irrégulière pendant deux ou trois ans. Pas de grossesse.

La santé a toujours été bonne jusqu'à il y a six ans ; la malade s'aperçut alors qu'elle avait une tumeur abdominale dure, indolore dont elle comparait le volume à celui d'une orange. Cette tumeur s'est développée régulièrement jusqu'à ce jour, mais en déterminant des troubles par compression des organes voisins. La constipation opiniâtre était la règle ; la miction était gênée ; à des émissions abondantes d'urine succédait une rétention temporaire, mais qui n'a jamais nécessité l'emploi de la sonde.

Depuis près de trois ans, la *jambe gauche est œdémateuse*, et cet œdème est surtout prononcé depuis six mois.

Actuellement le ventre est développé, presque comme dans une grossesse à terme. La palpation y montre une tumeur remontant à trois travers de doigt au-dessous de l'appendice xiphoïde. Latéralement, les flancs sont occupés en entier par la tuméfaction, en bas il est possible de la pincer par-dessous, derrière la face postérieure du pubis, et de sentir à la partie antérieure du fibrome un vrai coup de hache sus-pubien.

On ne sent pas de fluctuation. Col normal. Les mouvements qu'on lui imprime ne se communiquent pas à la tumeur. Diagnostic : fibrome probablement pédiculé.

Opération, le 1er juin 1897. — Laparotomie. Longue incision dépassant l'ombilic.

Fibrome du fond de l'utérus, pesant 4 kilog. 250.

Gros pédicule que l'on arrive facilement à étreindre par un lien de caoutchouc.

A la surface extérieure du fibrome rampaient des veines dilatées, de la grosseur du petit doigt.

Suites opératoires. — Excellentes.

26 juin. La malade est encore à l'hôpital, et se dispose à partir dans quelques jours.

CONCLUSIONS

I. — L'hystérectomie abdominale nous paraît ne devoir s'adresser qu'aux fibromes non opérables par la voie vaginale, soit à cause de leur volume, soit à cause de leur développement dans le segment supérieur de l'utérus.

II. — Jusqu'à ces toutes dernières années (1895-96), les procédés d'hystérectomie abdominale sont restés incertains et peu connus dans leurs résultats, et les statistiques intégrales sont rares.

III. — L'hystérectomie abdominale à ligature élastique perdue, avec les modifications que lui a apportées notre maître, M. le Dr Bouilly, nous semble présenter toutes conditions de facilité et de sécurité opératoires.

IV. — La simplicité d'exécution permet d'appliquer ce procédé à des cas en apparence peu favorables, en particulier chez des femmes très anémiées.

V. — L'hémorrhagie reprochée à ce mode de ligature n'a jamais été notée dans nos observations.

VI. — L'élimination de la ligature élastique, due à une infection secondaire, a été observée 6 fois sur 50 cas, sans aucun incident notable.

INDEX BIBLIOGRAPHIQUE (1)

Ahlfeld. *Berichte und Arbeiten aus der Klinick zu Giessen*, 1881-1883, p. 286. Leipzig, 1883.

Amiot. — *Pédicule dans l'hystérectomie abdominale*, Thèse de Paris, 1884.

Audry — Sur un procédé d'amputation des corps fibreux de l'utérus. *Lyon médical*, 4 janvier 1891.

Auvard. — Traitement des fibromes utérins. *Union médicale*, 12 mai 1885.

Bantock. — Communication XIIe séance annuelle de la Société gynécologique américaine, tenue à New-York du 13 au 15 septembre 1887.

— *Americ. gyn. Soc.*, 14 septembre 1888.

Barbier. — Hystérectomie abdominale pour fibrome. *Bourgogne médicale*, 1er mars 1895.

Boiffin. — Volumineux fibrome de l'utérus, hystérectomie abdominale. Réduction complète du pédicule avec ligature élastique perdue. *Mercredi médical*, 25 mars 1891.

— Tumeurs fibreuses de l'utérus. *Bibliothèque Charcot-Debove*.

Jules Boeckel. — Note sur une série de 20 fibro-myômes. *Cong. de chirurgie*, 4 avril 1893.

— *Gazette médicale de Strasbourg*, 1er octobre 1892.

Bonnet. — Traitement chirurgical des fibromes utérins. *Nouv. Arch. obst.*, 25 juillet 1892.

Bouchacourt. — *Lyon médical*, p. 333, 10 juillet 1887.

Bouilly. — *Bulletin et mém. de la Soc. de chirurgie*, 1888, p. 412.

— *Mercredi médical*, 1890, n° 18.

— Castration ovarienne dans les fibromes utérins. Communication *Cong. de Berlin*, 1889, et *Cong. de chir.*, 1891 et 1893.

— *Manuel de pathologie externe*, t. IV, 5e édit., 1897.

Brenicke. — *Zeitsch. f. Geb. u. Gyn.*, Bd. XXI, 1891.

— *Centralblatt für Gynæk.*, 28 juillet et 20 octobre 1894.

Chalot. — Du pédicule dans l'opération de Porro. Traitement intra-péritonéal par la ligature élastique et l'inversion du moignon. *Gaz. hebd. des Sc. méd. de Montpellier*, 1882.

Chaput. — Nouvelle méthode de traitement du pédicule utérin après amputation supra-vaginale pour fibromes. 7e *Cong. de chir.*, 1893.

Chénieux. — Note sur le traitement intra-abdominal du pédicule dans l'hystérectomie abdominale. *Bull. Soc. chir.*, XVII, p. 407, 1891.

Christovitch. — Hystérectomie abdominale supra-vaginale pour tumeurs. Fibromes multiples de l'utérus. *Revue de chirurgie*, octobre 1893.

(1) Consulter en outre les traités classiques de gynécologie.

Chevrier. — Énucléation des fibro-myômes utérins par la voie abdominale. *Nouv. Arch. d'obst.*, p. 4, 1891.
Condamin. — De la péritonisation des pédicules intra-abdominaux. *Arch. de tocol.*, juin 1891.
H. Cordier. — Fibromes utérins. Traitement du pédicule. *Ann. de gyn. et d'obst.*, février 1893.
H. Cripps. — Abdominal hysterectomy with intra-peritoneal treatment of the stump with note of 8 cases. *Transact. of the Obst. Soc. London*, p. 41, 1896.
Czerny. — *Centr. für Gyn.*, 1879, p. 519.
Delagénière (du Mans). — Hystérectomie abdominale totale pour fibro-myômes. 3ᵉ série de 10 nouveaux cas. *Cong. intern. de Genève*, 1896.
— *Arch. prov. de chirurgie*, juin 1894, et 1896.
Pierre Delbet. — *Traité de chirurgie*, t. VIII. Communication, *Congrès de chirurgie*, 1891.
Delettrez. — Hystérectomies abdominales pour fibromes utérins. *Cong. de gyn. de Bruxelles*, et *Gazette des hôpitaux*, 1ᵉʳ octobre 1892.
R. Dick. — Traitement des pédicules dans l'hystérectomie. *Corresp. Blatt f. Schweiz. Aerzte*, 1890.
R. Diriart. — Thèse de Paris, 1897.
Dixon. — Traitement intra-péritonéal du pédicule. *Med. Rec.*, 21 août 1895.
Döhn. — *Centr. für. Gyn.*, 1894.
Donald. — Hystérectomie intra-péritonéale et hystérectomie par les méthodes combinées pour fibromes utérins. *Brit. med. Journ.*, 24 octobre 1896.
Doyen. — Traitement des fibromes utérins. *Cong. de gyn. de Bruxelles*, et *Bulletin médical*, 21 septembre 1892.
Dubar. — Volumineux fibrome de l'utérus. Hystérectomie abdominale. *Bull. méd. du Nord*, p. 533, 1892.
Duret. — Le traitement du pédicule dans l'hystérectomie abdominale. *Journ. des Sc. méd.*, 1890, p. 115.
— Hystérectomies abdominales pour fibromes utérins. *Journ. des Sc. méd. de Lille*, 11 mars 1892. *Cong. de chir.*, 1893.
— Leçons de clinique chirurgicale.
— L'hystérectomie abdominale totale doit-elle être constamment l'opération de choix dans la cure des fibromes utérins? *Semaine gynécologique*, avril 1897.
F. Duval. — Thèse de Paris, 1892.
Estrada. — Thèse de Paris, 1888. Traitement chirurgical des fibro-myômes utérins.
Faguet et Vitrac. — *Revue de chirurgie*, 1895, p. 495.
Fischel. — *Centr. für Gyn.*, 26 août 1893.
Fraenkel. — Myomotomie. Pédicule intra-péritonéal. *Deutsch. med. Woch.*, 1891, nº 12, et *Cent. für Gyn.*, 1895, p. 325.
Frappier. — *Vaisseaux sanguins de l'utérus.* Thèse de Paris, juillet 1896.
Fritsch. — Du traitement intra-péritonéal du pédicule après la myomotomie. *Berl. klin. Woch.*, 23 septembre 1891 et 27 août 1888.
— 2ᵉ *Congrès de Soc. allem. de gyn.*, Halle, mai 1888.
Gentilhomme. — Thèse de Paris, 1891, et *Gaz. de gynéc.*, 1895.
Girard (de Grenoble). — Traitement intra-péritonéal du pédicule dans l'hystérectomie supra-vaginale. *Cong. de chir.*, 1892.

A.-H. Gœlet. — Ligature vaginale des artères utérines pour fibromes utérins *New-York Obstetr. Society*, 1er décembre 1896, et *The Americ. gyn. and obst. Journ.*, février 1897.

Goullioud. — *Extirpation vaginale du pédicule dans l'hystérectomie abdominale*, Lyon, 1891 ; br. 18 p.

Guermomprez. — Comm. Académie de méd., septembre 1891.

Guilleminot. — Thèse de Paris, 1893.

Guinebertière. — Thèse de Paris, 21 novembre 1891.

Graham. — Disposition intra-péritonéale du pédicule dans l'hystérectomie sus-vaginale. *Americ. J. of obst.*, septembre 1892.

Gross. — Réflexions sur le traitement du pédicule utérin dans l'hystérectomie sus-vaginale. *Rev. méd. de l'Est*, 1885, et *Semaine médicale*, 25 février 1893.

Hamilton. — Dix cas d'hystérectomie sus-vaginale pour fibromes utérins. *New-York Med. J.*, 17 février 1894.

Hegar (in Kasprzik). — Zur intraperitonealen Stielversorgung bei Uterus fibromen, und zu partiellen Extirpation von organen und geschwalsten der Unterleibshohle mittelst. elastichen Ligaturen. *Berl. klin. Woch.*, 1882, n° 12.

Hegar et Kaltenbach. — *Die operatice gynäk*, 1881, p. 441 ; 1885, p. 343.

Heydenreich. — Du traitement du pédicule dans l'hystérectomie par voie abdominale. *Semaine médicale*, 22 avril 1885.

— In *Thérapeutique chirurgicale contemporaine*. Paris, 1888.

Hofmeier. — Traitement du pédicule dans les opérations des myômes. *Centr. für Gyn.*, 2 novembre 1895, n° 44.

Jaboulay. — L'énucléation par la voie abdominale des fibromes utérins interstitiels et sous-muqueux. *Lyon méd.*, 15 novembre 1891, et *Méd. mod.*, 18 novembre 1893.

Jacobs. — *Soc. Obst. et gynéc. de Bruxelles*, 3 avril 1893.

Jarre. — Thèse de Lyon, 1893.

V. Johannovsky. — Ein Beitrag zur discussion über die retroperitoneale Stielversorgung. *Arch. für Gyn.*, XLII, 2.

Kasprzik. — Recherches sur la manière de traiter le pédicule dans l'extirpation des fibromes utérins. *Klin. Wochenschrift.*, 1882, p. 177.

Kleeberg. — *St-Petersb. med. Woch.*, 24 septembre et 6 octobre 1877.

Kœberlé — *Gaz. méd. Strasbourg*, 1861.

Kokkert. — *Le traitement du pédicule dans l'hystéro-myomectomie*. Thèse inaugurale, Leyde, 1891.

*J. **Kuhn.** — Die elastiche Ligature bei der Myomotomie und Amputatio uteri supravaginalis. *Corresp. Blatt. f. Schweiz. Aerzte*, n° 23, p. 646, et n° 24, p. 689, 1er et 15 décembre 1886.

Kurz. — De la nécrose des tissus du pédicule. *Centr. für Gyn.*, 2 novembre 1895.

R. Labusquière. — Simplification du traitement intrapéritonéal du pédicule dans l'hystéro-myomotomie. *Annales gyn.*, mars 1895.

Lannelongue (de Bordeaux). — *Gaz. méd. de Bordeaux*, 24 juillet 1892.

Lannelongue et Faguet. — Hyst. abdom. supra-vaginale. *Congrès gyn. de Bordeaux*, août 1895.

Laroyenne. — De la marsupialisation du moignon des fibromes utérins dans l'hystérectomie abdominale. *Lyon médic.*, 19 mai 1895.

V. Lauro. — Traitement du pédicule utérin à la suite de la laparo-hystérectomie pour fibromes. *Riforma medic.*, septembre 1893.

Lauwers (de Courtrai). — Du traitement du pédicule après l'hystérectomie abdominale pour fibromes utérins. *Annales de gyn.*, septembre 1895, et *Semaine gynécologique*, 1er juin 1897.

Lawson-Tait. — *Medic. Times*, 1881, p. 544.

Le Bec. — *Annales de gynécologie*, 1895, p. 350.

Lejars. — *Leçons de chirurgie de la Pitié*, 1893-94.

Le Moniet. — Thèse de Paris, 1894.

Leonte (de Bucharest). — Amputation supra-vaginale des fibro-myômes utérins. *Revue de chirurgie*, 1894, n° 6.

Leopold. — De la myomotomie avec pédicule intra-péritonéal. *Arch. für Gyn.*, XL, III, 1892, et *Centr. für Gyn.*, 30 juin 1894, n° 26, p. 617.

Levrat. — *De la valeur de la castration ovarienne dans les fibromes utérins.* Thèse de Lyon, 1893.

Malherbe. — *Société anatomique de Paris*, 21 avril 1893.

Mandillon. — Fibrome utérin. Amputation supra-vaginale du col. *J. méd. Bordeaux*, 25 août 1895.

Mangiagalli. — *Rapport du Congrès de Rome*, 1894.

Marque. — *Parallèle des principaux modes de traitement des fibromes utérins.* Thèse de Paris, 1890.

Martin. — Traitement du pédicule dans l'hystérectomie abdominale. *Americ. J. of obst.*, juin 1892.

H Martin. — Ueber die Stielversorgung nach Myomoperationen. *Berl. klin. Woch.*, 12 et 19 janvier 1885.

Martinetti. — *Ann. di obst. e gin.*, n° 3, 1888.

Marty. — Thèse de Paris, 1892.

C. Menu — Thèse de Paris, 1893.

Monod (de Bordeaux). — Deux cas d'hyst. abdom. à ligature élastique perdue. *J. de méd. de Bordeaux*, 22 octobre 1893.

E. Mueller. — Laparo-hystérectomie. Résection du pédicule avec ligature élastique définitive. *Gaz. méd. Strasbourg*, 13 septembre 1886.

Obolinski. — Choix du procédé dans les fibromes utérins. *Wien. Klin.*, 1894, et *Centr. für Gyn.*, 1895, p. 997.

D. Ott. — Ueber die Radikalbehandlung der Fibromyom des Uterus. *Centr. für Gyn.*, n° 26, 30 juin 1894.

Olshausen. — Eine behandlung des Stumpfes bei der Amputatio supra vaginalis. *Centr. für Gyn.*, p. 291, 1881, et *Archiv. für Gyn.*, Hft.3, Band. XVII.

— *Deutsche Zeitschrift für Chirurgie*, 1881, et *Klinische Beiträge zur Gyn.*, 1884.

— Congrès gynécologique de Halle. *In Centr. für Gyn.*, 1888, p. 389.

J. Pantaloni (de Marseille). *Arch. prov. de Chirurgie*, févr. et mars 1897.

Péan. — *Leçons de clinique chirurgicale*, 1877.

— *Diagnostic et traitement des tumeurs de l'abdomen et du bassin*, 1895.

Péan et Urdy. — *Hystérotomie*, 1873.

Pichevin. — Valeur de quelques méthodes employées dans le traitement des fibromyômes utérins. *Gaz. hôp.*, 18 janvier 1890.

Plouvier. — Thèse de Lille, 16 juin 1895.

Potherat. — In thèse Pigeonnat, Paris, 24 juillet 1896.

Pozzi. — Thèse agrégation, 1875.

— Note sur la technique de la ligature élastique du pédicule. *Bull. de la Soc. de Chir.*, 28 nov. 1883, p. 889, et *Congrès français de Chirurgie*. Comptes rendus, 1885, p. 537.

— *Traité de gynécologie*, 3ᵉ édition, 1897.

Ramon. — Thèse de Paris, 25 janvier 1893.

Ripall. Myomotomie avec ligature élastique perdue. *Rev. méd. Toulouse*, 1ᵉʳ mai 1887.

Richelot. — Sur le traitement chirurgical des fibromes utérins. *Congrès de Chirurgie*, avril 1893.

— *Annales de Gynécologie*, juin 1893 ; *id.*, mai 1895.

M. Robson. — Hyst. abdom. avec pédicule intra-péritonéal. *Brit. Med. J.*, 20 juin 1894.

Routier. — De l'hystérectomie abdominale. *Union médicale*, 16 avril 1893.

Runge. — Traitement du pédicule dans l'amputation supra-vaginale de l'utérus. *Centr. für Gyn.*, nº 49, 7 décembre 1895.

Sänger. — Zur Technik der Amputatio uteri myomatosi supra-vaginalis. *Centr. für Gyn.*, 1886, nº 44.

Schauta. — Ueber myomoperationen. *Wiener med. Woch.*, 1894, et *Centr. für Gyn.*, 1895, p. 318.

Schick. — Traitement intra-péritonéal du moignon. *Kl. Vorträge*, nº 158.

Semb. — Des modifications de la muqueuse utérine dans les cas de myomes. *Arch. für Gyn.*, XLIII, 2, 1892.

Secheyron. — Le traitement chirurgical des fibromes utérins. *Gaz. hôp.*, 1ᵉʳ septembre 1888.

Stone. — Le pédicule dans l'hystérectomie. *Americ. J. of. obst.*, décembre 1891.

Sutton. — La ligature élastique dans l'hystérectomie sus-vaginale. *Americ. J. of Obst.*, juin 1893.

Schwartz. — De l'hystérectomie appliquée aux tumeurs fibreuses de l'utérus. *Revue de chirurgie*, 1883, p. 125.

Témoin. — Ablation des fibromes par la voie abdominale avec conservation partielle ou totale de l'utérus. *Arch. prov. de chirur.*, juillet 1896, et *Congrès de chir.*, octobre 1896.

Terrier. — De l'hystérectomie abdominale totale et partielle. *Congrès de chirurgie*, 21 octobre 1896.

Terrillon. — *Société de chirurgie*, 25 avril 1883, p. 489.

— Clinique in *Semaine médicale*, 28 juin 1883, p. 149.

— *Revue de chirurgie*, 10 août 1887.

— 16 hystérect. abdom. et réflexions à propos de 60 autres cas de fibromes utérins. *Congr. fr. de chirur.*, 1888, et *Ann. de gyn.*, 1888.

— *Leçons de clinique chirurgicale*, 1889.

— *Bulletin de la Société de chirurgie*, p. 85, 1890. Fibrome utérin de 19 kilos. Pédicule rentré. Guérison.

— *Archives de tocologie*, mai 1891.

— Réflexions à propos de 235 fibromes (Résumé de la pratique de l'auteur depuis 1880) *Bulletin général de thérapeutique*, 1893, p. 481.

Thiersh. — *Centr. für Gyn.*, 1882, nº 40, p. 637.

Treub (de Leyden). — *Bulletin Soc. obst. et gyn. de Paris*, 1890.

H. Treub. — *Fibromyomen en zwangerschap.* Haarlem, 1891.

Varnek. — *Soc. de chir. de Moscou*, 23 novembre 1894.

Vautrin. — *Traitement chirurgical des myômes utérins.* Thèse agrég. Paris, 1886.

Vilensky. — *Traitement intra-péritonéal du pédicule des fibromes.* Thèse de Saint-Pétersbourg, 1894.

Walthard. — Experimenteller Beitrag zur Frage der Stumpfbehandlung bei Myomo-hysterectomie. *Cntr. für Gyn.*, 1895, n° 1, p. 7.
— *Revue de thérapeutique médico-chirurgicale*, 1er mai 1896.

Ch. Wirbel. — *Ligature élastique perdue dans l'hystérectomie abdominale.* Thèse de Paris, 1890.

Wyder. — Amputation sus-vaginale. Abandon du pédicule dans l'abdomen. *Corresp. Blatt. f. Schweiz. Aerzte*, 1895.

Zweifel. — Traitement du pédicule dans les myomotomies. *Berlin. klin. Woch.*, 1888, p. 707, et 2e Congrès de la Soc. allemande de gyn. Halle, mai 1888.
— *Cntr. für Gyn.*, 1er septembre 1894, n° 14 p. 321.

IMPRIMERIE LEMALE ET Cie, HAVRE

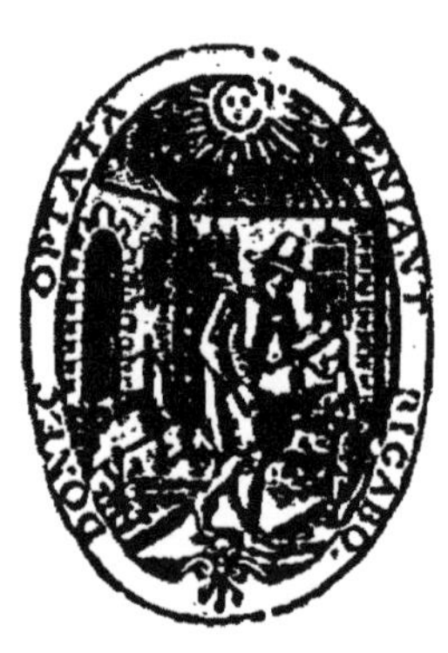
OPTATA VENIANT
DONEC RIGABO

www.ingramcontent.com/pod-product-compliance
Ingram Content Group UK Ltd.
Pitfield, Milton Keynes, MK11 3LW, UK
UKHW020248220726
13923UKWH00002B/865

9 782016 202005